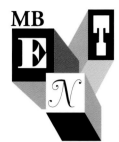

編集企画にあたって・

　味覚と嗅覚は五感を構成する感覚であり，それぞれに相違点と共通点を有する．相違点としては，味覚の末梢受容体(細胞)が口腔，咽頭に存在し，中枢への伝達神経が顔面神経(Ⅶ)，舌咽神経(Ⅸ)，迷走神経(Ⅹ)であるのに対し，嗅覚を司る嗅神経細胞は鼻腔内の嗅粘膜に存在し，細胞体から伸びる嗅神経(Ⅰ)を介して中枢へと繋がる．一方，いずれも受容細胞が外界と接し，味分子とにおい分子がリガンドとして細胞膜上の受容体と結合することにより神経興奮が起こるため，両者とも化学受容感覚と呼ばれる．中枢経路および一次味覚野，嗅覚野は異なるものの，二次感覚野は眼窩前頭皮質であり，そこで両感覚が統合される．また，両者とも途中，扁桃体，海馬など記憶や情動と関連する部分を通過するため，味覚，嗅覚の記憶や感情は密接に関連している．さらに，味覚を感じる際，すなわち食事の際には必ず嗅覚も加わり，相互に食べ物の美味しさに関わっている．

　味覚障害，嗅覚障害ともにさまざまな原因により発生するが，両感覚の受容，伝導障害が同時に発生することは，共通する中枢部位の障害を除いて稀であり，原因として共通するものは少ない．したがって，味覚障害，嗅覚障害の診療にあたっては，診察，検査，治療ともに独立して行う必要があるが，患者の訴えとしては単独の症状として現れることは少ないため，両者の特性を十分に理解して対応しなければならない．

　本誌では，味覚障害，嗅覚障害のそれぞれの立場から，疾患の病態ごとの概要と診断，治療に関して解説していただいた．味覚障害，嗅覚障害ともに，患者の立場から真っ先に思いつく診療科は耳鼻咽喉科であるが，診療者側からは検査も思うに任せないことが多いため，二の足を踏みがちな疾患である．本誌の内容を十分にご理解いただき，各施設でできる範囲での最大限の診療を行うことにより，患者満足度を高めていただければ本望である．

2020 年 9 月

三輪高喜

KEY WORDS INDEX

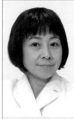

小川　恵子
（おがわ　けいこ）

1997年　名古屋大学卒業
　　　　名古屋第一赤十字病院にて
　　　　外科研修
2002年　名古屋大学小児外科，非常
　　　　勤医
2004年　名古屋第二赤十字病院小児
　　　　外科，常勤医
　　　　名古屋大学大学院医学研究
　　　　科博士課程修了（医学博士）
2005年　あいち小児保健医療総合セ
　　　　ンター，医長
2006年　あさば伝統医学クリニッ
　　　　ク，常勤医
2007年　千葉大学医学部附属病院和
　　　　漢診療科，医員
2011年　金沢大学附属病院耳鼻咽喉
　　　　科・頭頸部外科和漢診療外
　　　　来，特任准教授
2014年　同大学附属病院漢方医学
　　　　科，臨床教授

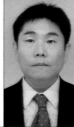

鈴木　宏和
（すずき　ひろかず）

2004年　名古屋大学卒業
　　　　中部労災病院初期研修
2006年　同病院耳鼻咽喉科
2008年　名古屋大学耳鼻咽喉科
　　　　入局
2010年　同科，医員
2011年　同大学大学院医学系研究科課
　　　　程修了
　　　　米国ワシントン大学耳
　　　　鼻咽喉科留学
2012年　名古屋大学耳鼻咽喉
　　　　科，医員
2013年　半田市立半田病院耳鼻
　　　　咽喉科
2015年　国立長寿医療研究セン
　　　　ター耳鼻咽喉科
2017年　同，医長

任　　智美
（にん　ともみ）

2002年　兵庫医科大学卒業
　　　　同大学耳鼻咽喉科入局
2007年　同大学大学院修了
　　　　神戸百年記念病院耳鼻
　　　　咽喉科
2009年　兵庫医科大学耳鼻咽喉
　　　　科・頭頸部外科，助教
　　　　ドイツ，ドレスデン嗅
　　　　覚味覚センター留学
2011年　兵庫医科大学，学内講
　　　　師
2014年　同，講師

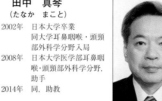

近藤　健二
（こんどう　けんじ）

1994年　東京大学卒業
　　　　同大学耳鼻咽喉科入局
2001年　同大学大学院医学研究
　　　　科修了
2004～05年　米国カリフォルニ
　　　　ア大学サンディエゴ校
　　　　医学部耳鼻咽喉科博士
　　　　研究員
2008年　東京大学耳鼻咽喉科，
　　　　講師
2016年　同，准教授

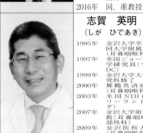

田中　真琴
（たなか　まこと）

2002年　日本大学卒業
　　　　同大学耳鼻咽喉・頭頸
　　　　部外科学分野入局
2008年　日本大学医学部耳鼻咽
　　　　喉・頭頸部外科学分野，
　　　　助手
2014年　同，助教

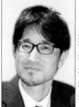

三輪　高喜
（みわ　たかき）

1983年　富山医科薬科大学卒業
　　　　金沢大学耳鼻咽喉科入
　　　　局
1989年　同大学大学院修了
　　　　高岡市民病院耳鼻咽喉
　　　　科，医長
1990年　金沢大学耳鼻咽喉科，
　　　　助手
1993年　同，講師
1997年　同，助教授
1999年　米国バージニア州立大
　　　　学留学
2009年　金沢大学耳鼻咽喉
　　　　科，教授

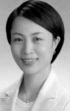

志賀　英明
（しが　ひであき）

1995年　金沢大学卒業
　　　　同大学附属病院研修医
　　　　（耳鼻咽喉科）
1997年　米国ジョージタウン大
　　　　学研究員（ワシントン
　　　　DC）
1999年　金沢大学大学院医学研
　　　　究科修了
2000年　舞鶴共済病院，医長
　　　　（耳鼻咽喉科）
2003年　米国NIH研究員（メ
　　　　リーランド州ベセス
　　　　ダ）
2007年　金沢大学附属病院，助
　　　　教（耳鼻咽喉科・頭頸
　　　　部外科）
2009年　金沢医科大学，講師
　　　　（耳鼻咽喉科学）
2013年　同，准教授

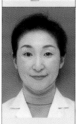

都築　建三
（つづき　けんぞう）

1996年　兵庫医科大学卒業
2001年　同大学大学院修了
2001～03年　米国University of
　　　　Florida留学
2003年　兵庫県立淡路病院耳鼻
　　　　咽喉科，医長
2004年　鷹の子病院耳鼻咽喉
　　　　科，医員
2005年　兵庫県立柏原病院耳鼻
　　　　咽喉科，医長
2006年　兵庫医科大学耳鼻咽喉
　　　　科，助手
2009年　同，講師
2014年　同（耳鼻咽喉科・頭頸
　　　　部外科），准教授

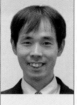

森　　恵莉
（もり　えり）

2003年　筑波大学医学専門学群卒業
　　　　東京慈恵会医科大学附属病
　　　　院耳鼻咽喉科
2005年　静岡県富士市立中央病院耳
　　　　鼻咽喉科
2006年　太田総合病院耳鼻咽喉科
2009年　聖路加国際病院耳鼻咽喉科
2013年　ドイツ，ドレスデン工科大
　　　　学附属病院Smell and Taste Lab留学
2014年　東京慈恵会医科大学附属第
　　　　三病院耳鼻咽喉科，助教
2016年　同大学耳鼻咽喉科学教室，
　　　　助教
2017年　同，講師

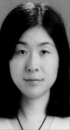

柴田　美雅
（しばた　みのり）

1996年　産業医科大学卒業
　　　　同大学耳鼻咽喉科入局
2003～05年　米国ピッツバーグ
　　　　大学医学部細胞生物
　　　　学・生理学教室留学
2008年　産業医科大学大学院修
　　　　了
　　　　同大学耳鼻咽喉科，助
　　　　教／学内講師
2011年　同，講師
2012年　同大学保健センター，
　　　　副センター長
2017年　同大学病院産業医臨床
　　　　研修等指導教員，准教
　　　　授

西田　幸平
（にしだ　こうへい）

2000年　三重大学卒業
　　　　松阪中央総合病院研修医
2001年　三重大学医学部附属病院耳
　　　　鼻咽喉・頭頸部外科入局
2002年　前田耳鼻咽喉科気管食道科
　　　　病院，常勤医
　　　　紀南病院耳鼻咽喉科，医長
2003年　三重県立総合医療センター
　　　　耳鼻咽喉科，常勤医
2007年　三重大学医学部附属病院耳
　　　　鼻咽喉・頭頸部外科，助教
2010年　市立四日市病院耳鼻咽喉
　　　　科，医長
2014年　三重大学医学部附属病院耳
　　　　鼻咽喉・頭頸部外科，助教
2018年　独立行政法人国立病院機構
　　　　三重中央医療センター耳鼻
　　　　咽喉科，医長

山村　幸江
（やまむら　ゆきえ）

1991年　東京女子医科大学卒業
　　　　同大学耳鼻咽喉科入局
2001年　同科内に口腔乾燥・味
　　　　覚外来開設
2006年　同大学耳鼻咽喉科，講
　　　　師
2019年　同，准教授

CONTENTS 味覚・嗅覚の診療 update

編集企画／三輪高喜
金沢医科大学教授

Monthly Book ENTONI　No. 251/2020. 11　目次

編集主幹／小林俊光

【ENTONI®（エントーニ）】
ENTONIとは「ENT」（英語のear, nose and throat：耳鼻咽喉科）にイタリア語の接尾辞 ONE の複数形を表す ONI をつけ，耳鼻咽喉科領域を専門とする人々を示す造語．

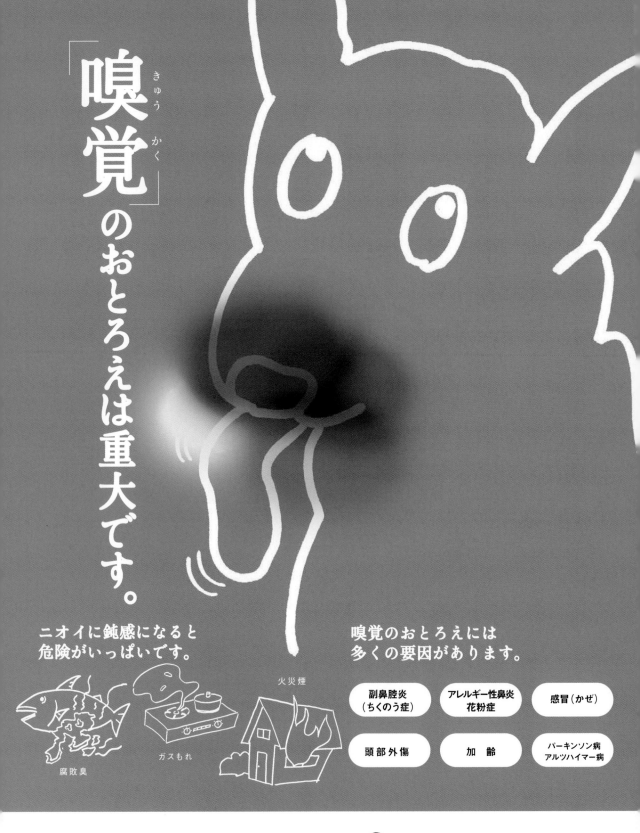

「嗅覚（きゅうかく）」のおとろえは重大です。

ニオイに鈍感になると
危険がいっぱいです。

腐敗臭

ガスもれ

火災煙

嗅覚のおとろえには
多くの要因があります。

副鼻腔炎（ちくのう症）	アレルギー性鼻炎花粉症	感冒（かぜ）
頭部外傷	加齢	パーキンソン病アルツハイマー病

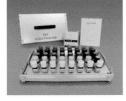

MB ENT, 251：1-6, 2020

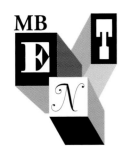

◆特集・味覚・嗅覚の診療 update

味覚障害の種々相

任　智美*

Abstract　味覚異常には量的異常と質的異常があり，その特徴は異なる．量的異常では亜鉛欠乏を含む特発性が有意に多く，自発性異常味覚は心因性，または中枢機能異常と思われる病態が主であり，治療は舌痛症や口腔異常感症に準ずる．障害部位は，受容器(味蕾)，末梢神経，中枢神経，心因性，唾液分泌低下による伝達障害に分類できる．味覚検査には濾紙ディスク法と電気味覚検査があり，両者の閾値が乖離するときは意義がある．味覚障害の原因特定は難しく，患者の訴える契機が原因ではない例も多い．できる限り機能検査で病態を把握するとともに，経過を追跡後に原因を再考する必要がある．

Key words　量的味覚異常(quantitative taste disorder)，質的味覚異常(qualitative taste disorder)，自発性異常味覚(phantogeusia)，異味症(parageusia)，鼓索神経(chorda tympani nerve)，味覚低下(hypogeusia)

はじめに

　味覚は基本5味(甘味，塩味，酸味，苦味，うま味)を判別する能力である．「味覚異常」は患者の訴える味覚の変化を表し，精査を行ったうえで味覚伝達経路の異常が考えられた時に「味覚障害」とする．味覚は，「おいしい」「まずい」を記憶・学習し，食経験を積んでいくことで個人の嗜好や「おいしさ」を形成する役割の一部を担っている．味覚障害の診療は味覚機能のみを診るだけでは患者の満足につながることは少なく，「狭義の味覚」だけでなく，「おいしさ」や「食欲」など広義にとらえられ，それらにも配慮した対応が必要である．

　味覚障害の病態は様々であり，臨床においては解明されていないことが多い．年間24万人の味覚障害患者が医療機関を受診する中[1]，味覚障害に対して保険適用を持つ薬剤は存在せず，従事する医師も少ない．当科の受診者数は70歳代がもっとも多く，超高齢社会に突入している本邦では，味覚障害診療の重要性は今後さらに高まってくると思われる．本稿では，症状，検査，障害部位，原因からみた味覚異常の特徴を当科味覚外来のデータを基に言及する．

味覚障害の症状からみた特徴

　味覚異常には量的味覚異常と質的味覚異常があり，前者は味覚低下・減退・鈍麻(味が薄い：以下，味覚低下)や消失・脱失(味がしない：以下，味覚消失)である．後者は異味症(食べ物が本来の味質と異なった味質になる)や自発性異常味覚(口内に何もないのに特定の味質がする)などが含まれる．自発性異常味覚は刺激がない状態で感じる味であり，異味症は刺激時にのみ感じる「味覚の歪み」である．

　訴える味覚異常の症状によってその特徴は異なる．質的異常は舌痛症と同様に「聴力における耳鳴りに匹敵する」とたとえられ[2]，亜鉛治療の効果は量的異常より低い[3]．当科で問診票を新しく

---

* Nin Tomomi, 〒 663-8501 兵庫県西宮市武庫川町 1-1　兵庫医科大学耳鼻咽喉科・頭頸部外科，講師

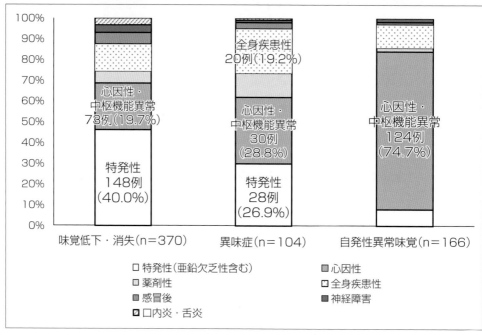

図 1. 症状別原因分類
自発性異常味覚では心因性・中枢機能異常が有意に多く，味覚低下・消失では特発性が多かった

した2013年以降に味覚外来を受診し，嗅覚異常合併524例を除いた1,064例中，単一の味覚異常を訴える640例で原因を比較した．味覚低下・消失370例，自発性異常味覚166例，異味症104例に分類して検討したところ，自発性異常味覚群では124/166例（74.7%）で心因性（中枢機能異常含む）が疑われ，味覚低下・消失群73/370例（19.7%）や異味症群の30/104例（28.8%）より有意に多かった（図1）．同じ質的異常でも自発性異常味覚と異味症でも病態は異なる場合があると考えられる．Landisら[2]も，自発性異常味覚（phantogeusia）はてんかん，精神疾患患者でよく遭遇する症状と言及している．また，それらの多くは，舌痛症や口腔異常感症と特徴が類似しており，同様の病態と思われる．味覚と舌の一般体性感覚は受容器から中枢に至るまで複雑に影響しあい，訴えは味覚異常であっても，舌痛症や口腔異常感症に準じた治療となる．一方，味覚低下・消失群では特発性（亜鉛欠乏性含む）が148/370例（40%）と他の群と比較して有意に多かった．特発性の病態の主体は亜鉛欠乏（潜在性含む）が考えられているが，亜鉛内服療法もせず，血清亜鉛値も低値のままでも自然な経過で改善している例や身体の不調が改善する

とともに味覚症状も改善する例，または漢方で著効するなどの例もあり，現段階ではやはり「特発性」である．

　実際の診療では訴える味覚異常は複合的なものも多い．味覚異常の治療途中で異なる種類の味覚異常が出現したり，訴える味質が変化したりと，境界も曖昧なものである．また，舌痛や口腔異常感，口腔乾燥の合併も多く，総合的に考える必要がある．

　質的異常の味質の変化としては苦味に変わる訴えが本邦ではもっとも多く，当科でも明確に味質を回答できた質的味覚異常587例中349例（59.5%）が苦味と答えた（他味質との重複あり）．

　量的異常と異なり，質的異常では味覚機能検査では正常範囲になることが多く，異常を評価できる例は少ない．当科の自発性異常味覚例の濾紙ディスク法における検討では，8割において訴えのある味質に有意な閾値差はみられなかった．

　その他の質的異常として味覚過敏（ある特定の味質が敏感になる，尖った感じになる），悪味症（何とも言えない嫌な味になる）などがある．「味覚過敏」は量的に含まれているものもあるが，実際の診療ではある特定の味質のみの過敏さを訴え

ることが多く，実際訴える味質の感度が敏感になっていることはほとんどないため，「味の歪み」として質的異常に含むのが妥当と考える．悪味症も異味症に含んで考えられることも多い．

味覚機能検査からみた特徴

本邦では味覚機能検査として電気味覚検査と濾紙ディスク法が広く用いられている．前者は定量的に測定することができ，単一の味質で検知機能を反映している．簡便で短時間で施行することができ，神経評価，たとえば手術前後の味覚機能の比較や神経障害程度を評価するのに有用である．後者は定性的に4味質の閾値が測定でき，味覚の認知機能を反映している．この2種類の検査には有意な相関がある．しかし，時に検査間に乖離がみられることがあり，両味覚検査は味覚発現機序が異なるため，この乖離は意義があるものである．濾紙ディスクが良好で，電気味覚検査がスケールアウト例では検査への理解がされていない可能性がある．逆に電気味覚閾値が良好で濾紙ディスク法で高度障害を示す場合は早期受容器障害，中枢性障害，認知機能低下，心因性などの可能性がある．受容器障害における両者の乖離は，両者とも閾値が上昇している例より改善率がよいことが報告されている[4]．味覚低下や消失を訴えるが検査は正常範囲の場合，嗅覚検査も行う必要がある．嗅覚障害がある例では味覚感度に関する認知が変わることはよく知られている[5]．時に，味覚検査で正常範囲にみえても自覚症状が治癒してから再検査を行うと，よりよい閾値となっていることもあり，軽度受容器障害の可能性も潜んでいる可能性を考える．

味覚障害の障害部位からみた特徴

障害部位は，受容器(味蕾)，末梢神経(鼓索神経，舌咽神経，大錐体神経)，中枢神経(器質性，機能性)，心因性，唾液分泌低下による伝達障害に分類できる．

1．受容器(味蕾)障害

機序は，味蕾の直接障害，または味細胞のターンオーバーの遅延，酵素活性の低下が考えられている．受容器障害がうたがわしい時は原則，血液検査にて一般採血，血清亜鉛，鉄，銅値を測定する．時に舌炎や貧血，リスク因子がみられなくても，ビタミン B_{12} や葉酸の欠乏がみられることもあるため[6)~8)]，当科ではルーチンにこれらの評価も行っている．味覚検査においては神経領域に限局した閾値上昇ではなく，全領域にわたって閾値は上昇していることが多い．

2．末梢神経障害

舌前方2/3を鼓索神経，舌後方1/3を舌咽神経舌枝，軟口蓋を大錐体神経が支配している．耳鼻咽喉科医として高頻度に遭遇するのは，中耳手術時の鼓索神経障害や口蓋扁桃摘出術時の舌咽神経舌枝の障害などの医原性や，顔面神経麻痺などの末梢神経疾患による神経障害である．特に，鼓索神経領域単独の障害は多く遭遇し，その機序として①顔面神経障害による鼓索神経障害，②鼓索神経の直接損傷，また後に言及するが，③三叉神経第3枝である舌神経の断裂，④中間神経障害，などが挙げられる[9)]．

3．中枢神経障害

器質性障害と機能性障害に分類すると理解しやすい．器質性障害では，遭遇する頻度は低いが見逃してはならない原因として頭蓋内疾患性(脳血管障害，硬膜炎，脳腫瘍)などが挙げられる．通常は味覚障害のみならず，他の神経症状が同時期に，また進行性に出現することが多い．片側の舌前の味覚異常やしびれを訴える場合は，小脳橋角部に聴神経鞘腫などの腫瘍性病変が隠れている場合を考える．中間神経は内耳道底のほうで顔面神経と合流するが，小脳橋角部から内耳道孔付近では顔面神経と独立して走行している．中間神経は舌前を支配する味覚線維，深部知覚線維，分泌線維も含まれており，細い径のため障害を受けやすいためである．

中枢機能異常と心因性の境界は曖昧である．前

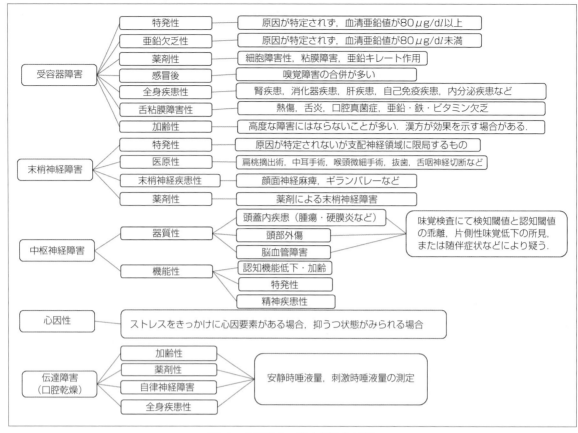

図 2. 味覚障害の障害部位と原因
（文献 11 より引用）

述のような自発性異常味覚に多い機序であるが，中枢神経系の抑制機構が破綻することが主な病態と考えられ，機構の脆弱性を有する条件として高齢者や精神疾患の既往，脳器質障害などが挙げられる．

末梢神経障害や中枢神経障害の一部では有意な左右差がみられることがある．有意な左右差を認め，「同領域の末梢神経性疾患」や「同領域に限局する舌炎」などがみられない場合は頭部（造影）MRI で精査することを考える．前述した自発性異常味覚舌痛症型では味覚異常感を強く訴えるが，味覚機能は正常範囲，または年齢相応であることが多い．

味覚障害の原因別にみた特徴

現在，味覚障害の原因は特発性，亜鉛欠乏性，薬剤性，内分泌性，感冒後，全身疾患性，心因性，医原性，口腔疾患性，風味障害，嗅覚味覚同時障害（感冒後含む），放射線性，遺伝性，末梢神経障害，中枢神経障害に分類される[10]．しかし，薬剤性や全身疾患性をみても，原因となる薬剤や全身疾患による機序や病態は異なり，また原因が重複していることもあるため，複雑な一面がある．現分類においては障害部位と原因が混在しているため，臨床現場で味覚障害患者の原因分類を明確に行うことはしばしば困難である．障害部位に分けたうえで原因を分類し，患者背景や治療効果，転帰などの臨床データを解析する必要があると考える．提案例を図 2 に示す[11]．

患者の訴える味覚障害の契機は時に，原因として考えてしまうものであるが，異なる場合も多いので診断には慎重になる必要がある．特に，薬物や医療手技などの場合，訴訟に発展する場合もあるので要注意である．時に，遭遇するのは下顎智歯抜歯の際の麻酔手技，抜歯手技による下歯槽神経，舌神経の損傷例である[12]．臼後三角部の歯科

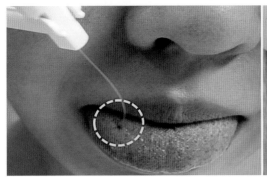
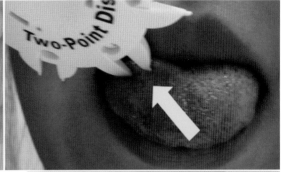
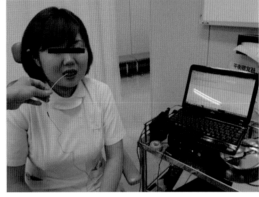

a | b
c

図 3.
舌の一般体性感覚の評価法
　　a：静的触覚検査(Semmes-Weinstein monofila-
　　　　ment examination：SW テスト®)
　　b：二点識別閾検査(ディスクリミネーター®)
　　c：電気刺激装置(STG4002®)

治療における舌神経障害は，下歯槽神経障害より
稀ではあるが，耳鼻咽喉科医としては口内の領域
のため舌神経障害例のほうがよく遭遇する．舌神
経は，鼓索神経障害の合流部位より末梢で障害を
受けるため，体性感覚と味覚の両感覚の障害がみ
られる．当科では味覚機能評価に加えて，一般体
性感覚検査(モノフィラメント圧痛覚計，二点識
別閾検査，電気痛覚検査を施行し，舌の一般体性
感覚も評価している[13])(図3)．患者の言う契機を
そのまま原因とせず，客観的に神経障害を評価す
る必要がある．実際，当科での歯科処置が契機と
なった例では，実際神経障害が認められた例は1
割にも満たないくらいの頻度であった．また，明
らかな原因と思われる要因があっても，実際は別
の原因が隠れている場合もある．低亜鉛血症やビ
タミン欠乏が是正されても治らない場合は不可逆
的な変化ととらえるより，まずは異なる原因が考
えられないかを再考する必要がある．

おわりに

味覚異常は義歯や舌粘膜疾患などの局所的な異
常のこともあるが，多くの症例では全身を診て病
態を把握することが重要な疾患である．日常診療
において対応に困るのは「味覚機能を含め，他に
明らかな異常がない場合」や「低亜鉛血症があっ
ても亜鉛を長期間内服させて正常範囲になっても
治らない」例ではないだろうか．初診時早々に「特
に問題がない」と説明すると，患者は自分の抱え
ている問題を理解してもらえなかったとドクター
ショッピングをすることになる．こういった例で
は味覚障害の病態がすべて解明されているわけで
はないことを踏まえて，話を傾聴，真摯な対応が
求められる．中には心身の不具合を正していくこ
とで功を奏すこともある．味覚異常はやはり脳か
ら身体まで全身を診る疾患と再認識させられる症
候である．

文　献

1) Ikeda M, Aiba T, Ikui A, et al：Taste disor-
　　ders：a survey of the examination methods
　　and treatments used in Japan. Acta Otolaryn-
　　gol, **125**：1203-1210, 2005.
2) Landis BN, Heckmann JG：Taste disorders：
　　179-188, Management of smell and taste disor-
　　ders. Thime Germany, 2014.

Summary 味覚異常は量的と質的に分けられ，共存することも多い．両者で特徴が異なり，質的異常は耳鳴に類似する．

3) 西井智子，任　智美，梅本匡則ほか：質的および量的味覚異常の比較検討．口腔・咽頭科，**31**：131-135, 2018.

4) 冨田　寛：濾紙ディスク法閾値と電気味覚閾値に相違を認める症例の検討．冨田　寛(監)：140-142, 味覚の全貌．診断と治療社，2011.
Summary 濾紙ディスク法と電気味覚検査の閾値に相違がみられる受容器障害例は早期であり，亜鉛内服により改善しやすい．

5) Soter A, Kim J, Jackman A, et al：Accuracy of self-report in detecting taste dysfunction. Laryngoscope, **118**：611-617, 2008.

6) 岩元純一，藤野尚子，卜部晋平ほか：ハンター舌炎の3例．耳鼻臨床，**91**：1025-1030, 1998.

7) 土居三余子，米田和典，山本哲也ほか：ビタミンB12欠乏による舌炎の4症例に対する臨床的検討．口科誌，**49**：278-285, 2000.

8) 竹廣裕子，松岡　孝，上野麻美ほか：ビタミンB12欠乏による味覚障害を併発した高齢2型糖尿病の1例．倉敷中病年報，**80**：31-34, 2017.

9) 池田　稔：味覚障害診療の手引き．池田　稔(編)：13-25. 金原出版，2006.

10) 任　智美：神経障害型味覚障害の病態．日耳鼻会報，**123**：118-122, 2020.
Summary 鼓索神経領域の機能低下は，顔面神経麻痺時，中耳手術時，舌神経障害時，中間神経障害時などに起こり得る．

11) 任　智美：味覚　味覚障害の原因診断フローチャート．耳喉頭頸，**91**：1003-1007, 2019.

12) 松代直樹：下顎智歯抜歯により生じた味覚障害の2症例．Facial N Res Jpn, **28**：193-196, 2008.

13) Sakaguchi A, Nin T, Katsura H, et al：Trigeminal and taste sensations of the tongue after middle ear surgery. Otol Neurotol, **34**：1688-1693, 2013.

MB ENT, 251：7-13, 2020

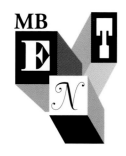

◆特集・味覚・嗅覚の診療 update

亜鉛と味覚障害

田中真琴*

Abstract　味覚障害の原因の主なものの1つが，亜鉛欠乏である．亜鉛は体内の300種類以上の酵素活性に必要な微量元素で，その欠乏症は多彩な症状を示す．亜鉛欠乏で味覚の末梢受容器である味蕾（味細胞）の形態的・機能的異常が引き起こされることで，味覚障害が出現すると考えられている．亜鉛の摂取不足，吸収障害，排泄増加いずれによっても，亜鉛欠乏が生じる．味覚障害に対して唯一エビデンスのある治療法が，亜鉛補充療法である．短期間では効果がみられないことが多いので，亜鉛として1日30 mg以上を3〜6ヶ月間継続投与する．一方，末梢受容器障害ではない原因の味覚障害の場合には，亜鉛補充療法の効果が乏しいことがある．これらに対する，診断方法や治療法の確立が急がれる．

Key words　味覚障害（taste disturbance），亜鉛欠乏（zinc deficiency），末梢受容器（peripheral receptors），味蕾（taste buds），亜鉛補充療法（zinc replacement treatment）

はじめに

"味覚障害には亜鉛"ということは，耳鼻咽喉科医のみならず広く知られているが，その機序や病態については，漠然としていることが多いようである．今回，味覚障害の原因としての亜鉛の位置づけ，および治療薬としての亜鉛の効果を中心に述べる．

亜鉛とは

亜鉛は，微量元素の1つである．微量元素とは，鉄，亜鉛，マンガン，銅，ホウ素，モリブデン，塩素など，微量であるが生体が摂取しないと障害が現れる元素をいう．

1．体内分布

ヒトの体内の総亜鉛量は，成人で1,500〜2,500 mgと非常に微量である．亜鉛はすべての細胞に存在しているが，その濃度は組織によって異なる．筋肉に約50％，骨に約30％，皮膚などに約

20％分布している．血中の亜鉛量は，体内亜鉛総量の0.1〜0.5％とごく微量で，ほとんどがタンパクと結合して存在している．また，日内変動（朝8時頃が最も高く，夕方にかけて低下し最低となる）があり食事の影響を受けやすい．ゆえに血清亜鉛値は必ずしも組織の亜鉛量の過不足を反映していないことを念頭に，結果を解釈する必要がある．

2．吸収・代謝・排泄

亜鉛は，鉄とは異なって貯蔵する組織がないので，常に食事から摂取しなければならない．小腸での腸管吸収率は約30％とされ，吸収過程で銅と拮抗する．腸管より吸収された亜鉛は，血中でアルブミンなどと結合し，全身の組織に運ばれる．近年，ZIPトランスポーターが細胞内への亜鉛の取り込みに，ZnTトランスポーターが細胞外への亜鉛の排泄に関与しているとされ，注目されている．これらの亜鉛トランスポーターは，細胞質内のメタロチオネインとともに，亜鉛の恒常性を維

＊　Tanaka Makoto，〒173-8610　東京都板橋区大谷口上町30-1　日本大学医学部耳鼻咽喉・頭頸部外科学分野，助教

表 1. 亜鉛の生理機能

・約 300 種の酵素の活性化に関与
・細胞分裂における DNA 複製に関与
・成長，骨代謝，創傷治癒の促進
・ホルモン分泌の活性化（生殖・妊娠の維持）
・T 細胞・NK 細胞の活性化（免疫形成）
・皮膚の健康保持
・精神の安定化（神経伝達の保持）
・アルコールの分解
・糖代謝の常態維持
・有害金属と拮抗
・視力の保持
・味覚・嗅覚の保全

持している．排泄は，膵液や胆汁を介した糞便への経路が主である．他に，汗や皮膚の落屑からも排泄され，尿からの排泄は少ない．

3．生理機能

体内の 300 以上の酵素がその活性化に亜鉛を必要とする．その生理機能は多彩で，タンパク質との結合によって発揮され，主に触媒作用と構造の維持作用を担う（表 1）．

4．日本人の亜鉛摂取量

『日本人の食事摂取基準（2020 年版）』（厚生労働省）では，推奨される 1 日の亜鉛摂取量は成人男性で 11 mg，成人女性で 8 mg（妊婦は＋2 mg，授乳婦は＋3 mg）とされている．一方，『平成 30 年国民健康・栄養調査』（厚生労働省）によると，実際の摂取量は，成人男性で 9.6 mg，成人女性で 7.6 mg と推奨量よりも少なく，日本人の潜在的な亜鉛欠乏が危惧されている．

亜鉛欠乏症

前述のように亜鉛の生理機能は非常に多いため，その欠乏症の症状は多岐にわたる．ヒトにおける亜鉛欠乏の原因として，亜鉛の摂取不足（動物性タンパクの少ない食事や食事制限など），吸収障害（炎症性腸疾患や肝・膵障害など），需要増大（妊娠など），排泄増加（腎障害，糖尿病，キレート作用のある薬剤の内服など）が挙げられる．日本臨床栄養学会の『亜鉛欠乏症の診療指針 2018』[1]では，亜鉛欠乏症は，亜鉛欠乏の臨床症状と血清亜鉛値によって診断されるとしている．亜鉛欠乏の診断指針を表 2 に示す．味覚障害はその臨床症状の 1 つである．亜鉛補酵素である血清アルカリホスファターゼ（ALP）は，亜鉛欠乏の指標として有用とされている[2]．

亜鉛と味覚機能

味覚とは，食物の中の呈味物質が口腔内に分布する味蕾の味細胞に存在する味覚受容体に受容され，味神経を介して，大脳皮質味覚野に投射されて生じる化学感覚である．味覚の末梢受容器である味細胞は，新生・交代（ターンオーバー）が約 10 日間と短く，次々と新陳代謝が行われることでその機能が保持される．亜鉛は味細胞の維持に重要な役割を果たしており，亜鉛欠乏が味覚の末梢受

表 2. 亜鉛欠乏の診断指針

1．下記の症状／検査所見のうち 1 項目以上を満たす
1）臨床症状・所見：皮膚炎，口内炎，脱毛症，褥瘡（難治性），食欲低下，発育障害（小児で体重増加不良，低身長），性腺機能不全，易感染性，味覚障害，貧血，不妊症
2）検査所見：血清アルカリホスファターゼ（ALP）低値
2．上記症状の原因となる他の疾患が否定される
3．血清亜鉛値　　　3-1：60 μg/dl 未満：亜鉛欠乏症
3-2：60〜80 μg/dl 未満：潜在性亜鉛欠乏
血清亜鉛は，早朝空腹時に測定することが望ましい
4．亜鉛を補充することにより症状が改善する

Probable：亜鉛補充前に 1．2．3．をみたすもの．亜鉛補充の適応になる
Definite（確定診断）：上記項目の 1．2．3-1．4 をすべて満たす場合を亜鉛欠乏症と診断する
　　上記項目の 1．2．3-2，4 をすべて満たす場合を潜在性亜鉛欠乏症と診断する

（文献 1 より）

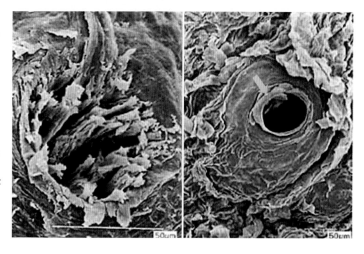

a | b

図 1.
亜鉛欠乏ラットの味蕾の形態的変化
　a：若齢正常ラットの味蕾．味孔から microvilli が突出している
　b：亜鉛欠乏老齢ラットの味蕾．味孔が空胞化し，microvilli が消失している
（文献 6 より引用）

容器(味細胞)障害の主な原因の 1 つであることが，動物実験から示されている．

- 正常のラットは，本来苦味を嫌うが，亜鉛欠乏飼料で飼育されたラットは塩酸キニーネ溶液を摂取するようになり，苦味に対する忌避行動（表情運動や体運動）が減少する[3]．すなわち，亜鉛欠乏で味覚障害が発現する．

- 亜鉛欠乏ラットの味細胞は基底細胞からの分化が障害され，細胞が新生するまでのターンオーバー時間が延長する．この低下した味細胞の増殖機能はラットに亜鉛を再投与することで正常に回復する[4]．

- 味覚障害を伴った亜鉛欠乏ラットの味蕾を電子顕微鏡で観察すると，味細胞の空洞化や微絨毛の断裂など微細構造上の異常所見がみられる[5]（図 1）．

- 亜鉛欠乏ラットの有郭乳頭では，苦味受容体遺伝子である TAS2R40 や TAS2R107 の発現が低下する．また，亜鉛の補充で TAS2R107 の発現が回復する[7]．

味覚障害の原因としての亜鉛欠乏

『味覚障害診療の手引き』[8]では，亜鉛欠乏性味覚障害を，血清亜鉛値の低下（70 μg/dl 未満）以外に味覚障害の誘因や原因が明確でない症例と定義し，特発性味覚障害の主体は潜在性亜鉛欠乏であるとしている．亜鉛欠乏性と特発性を合わせた頻度は 30～40％程度である．また，薬物性味覚障害の原因薬剤の中には，薬剤の亜鉛に対するキレー

ト作用で，結果的に亜鉛欠乏を生じるものがある．腎障害・肝障害・消化器疾患などの全身疾患によって，亜鉛の吸収障害や臓器への運搬障害，排泄の増加をきたし，亜鉛欠乏状態をきたす．いずれの場合においても，味覚の末梢受容器障害がその主な病態と考えられる．従来の味覚障害の分類は，原因疾患と障害部位が混在していて，実際の分類の仕方や，臨床統計でも取り扱いに統一性を持たせるのが困難であることが指摘されてきた．そのため最近では，まず味覚伝導路の障害部位を決定し，その細目で病態や疾患で分類する案が提案されている[9]．この新しい分類方法であれば，"末梢受容器障害≒亜鉛に関連した味覚障害"として理解しやすい．

味覚障害に対する亜鉛補充療法

味覚障害に対して唯一エビデンスがあるのは，亜鉛補充療法である．ただし，"味覚障害"に対して保険適用のある亜鉛製剤はない．これまで，様々な亜鉛製剤でその効果が検討されてきた（表 3）．

1．亜鉛補充療法の二重盲検比較試験

味覚障害に対する亜鉛補充療法の最初の報告は，1970 年に Henkin らが，シスチン尿症に対して亜鉛キレート作用をもつ D-ペニシラミンを投与された味覚障害症例に亜鉛内服療法を行って治癒を得たというものである[10]．その後，彼らが味覚障害に対し，硫酸亜鉛内服の二重盲検比較試験を行ったが，有意差は得られなかった[11]．この失

表 3　亜鉛補充療法の有効率

報告	対象	研究デザイン	亜鉛の種類	症例数	平均年齢	亜鉛投与量（mg/日）	投与期間	血清亜鉛値（μg/dl）		改善率（%）
								投与前	投与後	
Yoshida[12]	亜鉛欠乏性・特発性	単施設二重盲検	グルコン酸亜鉛	28	55.1	67.5	4ヶ月	80.5	94.0	82.1
			プラセボ	24	59.2	—		76.8	71.9	54.2
Sakai[13]	亜鉛欠乏性・特発性	単施設二重盲検	ピコリン酸亜鉛	37	55.2	87	3ヶ月	71.0	81.6	75.6
			プラセボ	36	50.4	—		71.5	72.3	44.4
Heckmann[16]	亜鉛欠乏性・特発性	単施設二重盲検	グルコン酸亜鉛	24	61.1	20	3ヶ月	72.3	81.5	50.0
			プラセボ	26	61.0	—		67.9	72.0	25.0
Sakagami[14]	亜鉛欠乏性・特発性	多施設二重盲検	ポラプレジンク	27	47.1	17	3ヶ月	69.7	△5.7	51.9
				25	43.7	34		72.6	△11.4	80.0
				28	44.7	68		70.2	△20.6	89.3
			プラセボ	27	44.9	—		71.7	△1.8	63.0
田中[15]	低亜鉛血症	臨床研究	酢酸亜鉛	49	65.5	50	12〜18週	67.1	85.0	67.3

△：上昇量

敗は，嗅覚障害や様々な原因が含まれていたことによると考えられている．その後，我が国で行われた，亜鉛欠乏性および特発性味覚障害に限って対象とした二重盲検比較試験では，Yoshida ら[12]がグルコン酸亜鉛 67.5 mg/日を 4 ヶ月間投与した有効率が 82.1%，Sakai ら[13]がピコリン酸亜鉛 87 mg/日を 3 ヶ月間投与した有効率が 75.6%であったと報告している．ただし，これらの亜鉛製剤は自家製剤が必要であり，実臨床で使用するのは一般的でない．

2．ポラプレジンク

抗胃潰瘍薬であるポラプレジンク（プロマック®）は，L-カルノシンと亜鉛からなる錯化合物で，1 日用量 2 錠（150 mg）中に 34 mg の亜鉛を含有している．Sakagami ら[14]が行った特発性・亜鉛欠乏性味覚障害に対する多施設二重盲検比較試験では，ポラプレジンク 150 mg 投与群と 300 mg 投与群でプラセボ群と比較して有意な有効率を示すことを報告している．また，2011 年からポラプレジンクは『医薬品の適応外使用に係る保険診療上の取り扱い』で保険審査上使用が認められている．

3．酢酸亜鉛水和物製剤

2017 年に Wilson 病の治療薬である酢酸亜鉛水和物製剤（ノベルジン®）の保険適用に，低亜鉛血症が追加された．通常成人では，亜鉛として 1 日 25〜50 mg を使用開始量とし 1 日 2 回経口投与さ

れ，最大投与量は 1 日 150 mg である．これにより，低亜鉛血症を伴う患者にはより高用量の亜鉛投与が可能になった．当科では，低亜鉛血症（血清亜鉛値 80 μg/dl 未満）を伴う味覚障害患者 49 例に，酢酸亜鉛水和物製剤 50 mg/日を 12〜18 週間経口投与を行い，その効果を検討した．血清亜鉛値の平均値は，投与前 67.1 μg/dl から投与後 85.0 μg/dl に有意に上昇し，濾紙ディスク法による味覚機能検査の評価では有効率が 61.2%，自覚症状スコア（Visual Analogue Scale；VAS）の評価では有効率が 67.3%であった[15]．酢酸亜鉛水和物製剤も味覚障害の亜鉛補充療法の選択肢と考えている．

4．血清亜鉛値

血清亜鉛値は 20%程度の日内変動があるので，検査は同じ時間帯に統一するほうが望ましい．また，亜鉛製剤の内服後の測定では，血清亜鉛値が高値になることが多いため，検査当日は内服しないで受診するよう伝える．これまで，血清亜鉛の基準値の下限は概ね 65 μg/dl 前後であった．しかし，前述の『亜鉛欠乏症の診療指針 2018』を受けて，多くの臨床検査受託会社（SRL 社，BML 社，LSI 社など）で，血清亜鉛値の基準値が 80〜130 μg/dl に変更された．これまで，血清亜鉛値が 70 μg/dl 台の場合，基準範囲内と判断され，亜鉛補充療法が行われていなかった症例に対しても，今後は積極的な亜鉛製剤の投与がなされることが期

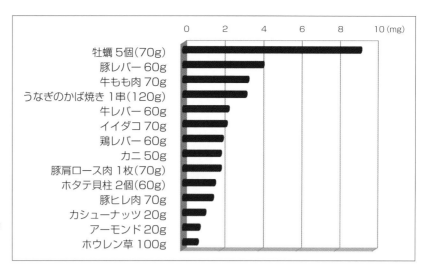

図 2.
亜鉛を多く含む食品
（1回に食べる量）

表 4. 亜鉛の吸収に影響する食品や添加物

① 亜鉛の吸収を促進する食品	
クエン酸を多く含む食品	酢，梅干し，キウイ，みかん，レモンなど
ビタミンCを多く含む食品	トマト，ピーマン，かぼちゃなど
動物性たんぱく質を多く含む食品	魚類（マグロ，サバ，カツオなど）， 肉類（鶏ささみ，豚ヒレ肉など），乳製品（チーズなど）
② 亜鉛の吸収を阻害する食品	
食物繊維を多く含む食品	海藻類，きのこ類，玄米など
タンニン	緑茶，コーヒー，紅茶など
食品添加物（ポリリン酸類，フィチン酸）	乳化剤，豆腐凝固剤，かんすい，結着剤など

待される．亜鉛は貯蔵タンパクがないため過剰症は起こりにくいとされているが，血清亜鉛値が 200 μg/dl を超える場合は，投与量の減量・中止を検討する．

5．亜鉛製剤の投与量

有効な亜鉛製剤の1日投与量に明確な基準はないが，Heckmann ら[16]が行った特発性・亜鉛欠乏性味覚障害に対してグルコン酸亜鉛 20 mg/日を3ヶ月間投与した二重盲検比較試験では，有効率が50%と他の試験よりも低かった．また，ポラプレジンクの試験[14]では，75 mg（亜鉛含有 17 mg）群の有効率は，プラセボ群と有意差がなかった．これらから，少なくとも 30 mg/日以上の投与が望ましいと考えられる．亜鉛投与の有害事象として，嘔気などの消化器症状，銅欠乏による血球減少，血清膵酵素（アミラーゼやリパーゼ）の上昇，鉄欠乏による貧血などの報告があり，数ヶ月ごとに血清亜鉛・鉄・銅などは測定し，投与量を適宜調節する．

6．亜鉛製剤の投与期間

亜鉛製剤の投与期間も，明確な基準はない．前述の二重盲検比較試験の投与期間は，3〜4ヶ月である．また，任ら[17]は特発性味覚障害の亜鉛補充療法の平均改善期間は，22.2週間であったとしている．短期間の投与では効果が認められないことが多く，3〜6ヶ月間の継続投与が望ましい．当科では，1年間継続しても効果がみられないときは，投与の中止を検討している．

栄養指導

亜鉛欠乏の主な原因の1つに，不規則な食事や偏食，過度なダイエットなどが挙げられる．これらの患者には，食事の重要性を理解してもらうことも大切である．当科では，バランスのよい食事とはどのようなものを食べるとよいか，また亜鉛を多く含む食品の例（図2），亜鉛の吸収に影響する食品や添加物（表4）などを説明し，日々の食事内容に注意するよう促す．

亜鉛補充療法の適応と限界

　亜鉛補充療法の効果が期待できるのは，味覚の末梢受容器障害と考えられる．亜鉛欠乏性味覚障害はもちろん，薬物性味覚障害や全身疾患性味覚障害でも亜鉛欠乏の関与が疑われる症例に対して，積極的な亜鉛製剤の投与が推奨される．また，血清亜鉛値が基準範囲内でも組織の亜鉛量が不足していることがあり（特発性味覚障害の一部がこれにあたると考えられる），まず3ヶ月間は亜鉛製剤を投与してみる．一方，亜鉛補充療法が無効な症例も少なからず経験する．口腔内乾燥などの伝導障害，味神経自体の障害，中枢障害，または心因性など，末梢受容器障害以外が主な原因の場合が多い．これらの症例に対しては，病態に応じて様々な治療法が検討されているが，現状十分な効果があるとは言い難い．障害部位の鑑別方法の確立や，新しい治療方法のブレイクスルーを期待したい．

おわりに

　味覚障害と亜鉛との関連，亜鉛補充療法について概説した．味覚障害治療のファーストチョイスは，亜鉛補充療法である．血清亜鉛値にかかわらず，少なくとも3ヶ月間の継続が望ましい．亜鉛補充療法で効果がみられない場合は，その障害部位がどこであるのかを再検討し，治療方針を選択する必要がある．

文　献

1) 日本臨床栄養学会（編）：亜鉛欠乏症の診療指針 2018. www.jscn.gr.jp/pdf/aen20180307.pdf
　Summary　亜鉛欠乏症の様々な臨床症状を文献的に検証した国内で初めての診療指針である．
2) Adeniyi FA, Heaton FW：The effect of zinc deficiency on alkaline phosphatase（EC3.1.3.1）and its isoenzymes. Br J Nutr, **43**：561-569, 1980.
3) Hasegawa H, Tomita H：Assessment of taste disorders in rats by simultaneous study of the two-bottle preference test and abnormal ingestive behavior. Auris Nasus Larynx, **13** Suppl 1：S33-S41, 1986.
4) 大木光義：亜鉛欠乏による味覚障害ラットの味蕾細胞の turnover について．日大医学雑誌，**49**：189-199, 1990.
5) Kobayashi T, Tomita H：Electron microscopic observation of vallate taste buds of zinc deficient rats with taste disturbance. Auris Nasus Larynx, **13** Suppl 1：25-31, 1986.
6) 冨田　寛：亜鉛欠乏性味覚障害．冨田　寛（監）：257-307, 味覚障害の全貌．診断と治療社, 2011.
7) Sekine H, Takao K, Yoshinaga K, et al：Effects of zinc deficiency and supplementation on gene expression of bitter taste receptors（TAS2Rs）on the tongue. Laryngoscope, **122**：2411-2417, 2012.
8) 池田　稔：味覚障害診療の手引き．池田　稔（編）：13-25, 金原出版, 2006.
9) 西田幸平，小林正佳，竹内万彦：味覚障害診断『みらい』への提言．口咽科，**31**：155-160, 2018.
10) Henkin RI, Bradley DF：Hypogeusia corrected by Ni^{++} and Zn^{++}. Life Sci, **9**：701-709, 1970.
11) Henkin RI, Schechter PJ, Rruedewald WT, et al：A double blind study of the effects of zinc sulfate on taste and smell dysfunction. Am J Msd Sci, **272**：285-299, 1976.
12) Yoshida S, Endo S, Tomita H：A double-blind study of the therapeutic efficacy of zinc gluconate on taste disorder. Auris Nasus Larynx, **18**：153-161, 1991.
13) Sakai F, Yoshida S, Endo S, et al：Double-blind, pracebo, controlled trial of zinc picolinate for taste disorders. Acta Otolaryngol（Suppl）, **546**：129-133, 2002.
14) Sakagami M, Ikeda M, Tomita H, et al：A zinc-containing compound, Polaprezinc, is effective for patients with taste disorders：randomized, double-blind, placebo-controlled, multi-center study. Acta Otolaryngol, **129**：1115-1120, 2009.
　Summary　22施設で実施された国内初の味覚障害に対するポラプレジンクの効果を検討した二重盲検比較試験の報告である．
15) 田中真琴，大木洋佑，片野博文ほか：低亜鉛血症を伴う味覚障害患者に対する酢酸亜鉛水和物製剤投与に関する検討．亜鉛栄養治療，**10**：82-87, 2020.

Summary 低亜鉛血症を伴う味覚障害 49 例に対して酢酸亜鉛水和物製剤を投与した臨床研究をまとめたものである.

16) Heckmann SM, Hujoel P, Habiger S, et al：Zinc gluconate in the treatment of dysgeusia-a randomized clinical trial. J Dent Res, **84**：35-38, 2005.

17) 任　智美, 梅本匡則, 根来　篤ほか：当科における味覚障害 321 例の臨床的検討. 日耳鼻会報, **109**：440-446, 2006.

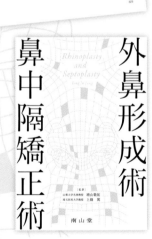

書評

外鼻形成術・鼻中隔矯正術

児玉　悟（児玉耳鼻咽喉科クリニック院長，東邦大学耳鼻咽喉科客員教授，杏林大学耳鼻咽喉科客員講師）

"鼻科学の裾野を広げる手術書"

前弯の顕著な鼻中隔弯曲症や外鼻変形を伴う鼻腔形態異常による鼻呼吸障害に対して，治療に難渋することが少なくない．このような問題を解決する方法として，最近，わが国の鼻科臨床においても鼻中隔外鼻形成術の理解が広がってきている．その一方で，実際に外鼻の手術を行う耳鼻咽喉科医は限られている．欧米やアジア隣国にくらべ，わが国で外鼻形成術の普及が進んでいない要因の1つとして，日本語で記述された耳鼻咽喉科医向けのテキストがなかったことが大きい．

本書は耳鼻咽喉科医であり，世界的に著名なRhinoplastic surgeonであるYong Ju Jang教授（Asan Medical Center, Seoul）著，Rhinoplasty and Septoplasty（2014年刊）の日本語訳本である．本書では英語の原著，外鼻形成術・鼻中隔矯正術を非常に丁寧かつわかりやすい日本語で解説している．鼻副鼻腔の病態生理をあえて省き，手術手技にこだわった鼻科手術書がある一方で，本書ではまず冒頭に，外鼻を含めた鼻副鼻腔の解剖や鼻呼吸の生理について詳しく解説されている．とりわけ鼻弁に関する記載は鼻呼吸障害を理解する上で非常に重要であり，既存の耳鼻咽喉科学や形成外科学のテキストにはないものと思われる．また鼻閉の診断的治療としての鼻腔拡張テープの使用は，手術を行わない耳鼻咽喉科医にとっても非常に参考になる．次に手術シミュレーション・プランニング，患者へのインフォームド・コンセントも述べられている．外鼻形成術に用いられる再建グラフトについてもそれぞれのメリット・デメリットについて詳しく解説されている．後半は鼻尖や鼻翼，鼻背の手術手技について解説されており，とりわけ問題部位を改善する外鼻形成術として，斜鼻の項では，外鼻変形を伴う鼻腔形態異常・鼻呼吸障害の手術について必要なエッセンスが凝縮されている．問題解決の正解は，症例ごとに問題点を明らかにして，適切な手術術式を選択することである．その点においては，通常の鼻中隔矯正術を行う前に認識しておくべきことも多い．本書の最後には再手術におけるさまざまな問題点にも触れられており，特に美容・整容上の問題も含んでいるため，適切な医師患者関係を構築する上でも参考になる．

さて，本書評の筆者は，わが師匠であるJang教授の前著Practical Septorhinoplasty（2007年刊）を生涯のテキストとして学んできており，Rhinoplasty and Septoplastyをはじめて読んだ時の感想は，前著にくらべてやや美容よりになったのかなとの印象であったが，どのような方向性でJang教授が自身のRhinoplastyを発展させてきたのか，本書を読むことで改めて理解することができた．本書全体で41例のCase Studyも含まれており，Jang教授の詳細な手術手技がよくわかる7例の手術ビデオが収録されたDVDも添付されている．本書は，まさに鼻科学の裾野を広げる手術書である．本書を監訳された増山敬祐山梨大学名誉教授ならびに上條篤埼玉医科大学教授，山梨大学医学部耳鼻咽喉科学教室の先生方に敬意を表します．

本書は，すべての耳鼻咽喉科医，鼻手術を行う形成外科医，美容外科医にお勧めの一冊である．読者には本書を通じて，鼻科学の奥の深さをご理解いただけると思う．発売価格は25,000円（税別）であるが，原著のRhinoplasty and SeptoplastyのAmazonのサイト（米国）での購入価格は243ドルであるため，本書のほうがお得かもしれない．

「外鼻形成術・鼻中隔矯正術」

増山敬祐（山梨大学名誉教授）・上條　篤（埼玉医科大学教授）／監訳
2020年8月発行　四六倍判　535頁　定価（本体25,000円＋税）　南山堂
ISBN：978-4-525-31081-3

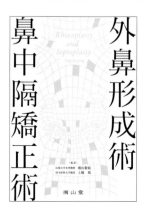

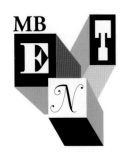

MB ENT, 251：16-19, 2020

◆特集・味覚・嗅覚の診療 update

心因性味覚障害・舌痛症

山村幸江*

Abstract 心因性味覚障害は一般にストレスやうつ状態などの精神的要因が発症に関与する味覚障害とされ，予後は他の原因による味覚障害と比較して有意に悪い．頻度は味覚障害の2割弱を占め，女性に多い．臨床症状では舌痛や口腔異常感覚の随伴が多いとされ，検査所見では自覚症状と味覚検査結果間，もしくは検査間の結果が解離する傾向がある．治療にあたっては亜鉛欠乏症などの併存する器質的病態への対応とともに，精神科と連携しての抗精神病薬投与や認知行動療法をはじめとする心理療法も選択肢となる．

舌痛症は舌に一見して器質的異常を伴わない慢性的な舌痛で，一般的な鎮痛薬は無効であり，三環系抗うつ薬などによる薬物療法もしくは心理療法が適応となる．味覚障害の一部にも舌痛症と同様の治療が有効な場合がある．ただし，一見して異常所見がない舌痛症例の多くには口腔カンジダ症や口腔乾燥症，亜鉛欠乏症といった器質的要因があるため，治療にあたってはその鑑別が重要である．

Key words 心因性味覚障害(psychogenic taste disorder)，舌痛症(glossodynia)，口腔灼熱症候群(burning mouth syndrome；BMS)

はじめに

心因性味覚障害は，明確な定義はないが一般にはストレスやうつ状態などの精神的要因が発症に関与する味覚障害と捉えられている．心因性味覚障害は他の原因による味覚障害と比較して治療抵抗性であり，精神科医による薬物治療や心理療法も適応となる．

舌痛症は心理的要因と末梢および中枢神経障害性疼痛が複合して関与する病態であり，舌痛症に対する薬物療法は味覚障害の一部にも有効な場合がある．本稿では心因性味覚障害および舌痛症の診断，治療法と予後について解説する．

心因性味覚障害の診断

心因性味覚障害が味覚障害の中で占める割合は10.7～17.6%とされ[1~3]，近年の報告では味覚障害中に占める頻度が増しているとの指摘もある[1)3)]．性別は有意に女性に多く，男女比は約1：3とされる[2)3)]．

心因性味覚障害の診断にあたっては，器質的要因と精神的要因をあわせて評価する．問診では既往歴・合併症および服薬と発症契機を聴取する．服薬内容の確認は重要で，精神疾患の合併は患者本人からの積極的な申告がなく，服薬から判明することも少なくない．抗精神病薬や多剤服薬例では薬剤による唾液分泌抑制を念頭において口腔乾燥の有無も確認する．発症契機の確認は心因性味覚障害の診断に必須である．ただし，低亜鉛血症をはじめとする器質的要因が背景にあって精神的ストレスを契機に発症する例も少なくないため，病歴のみでは心因性と診断しない．精神的要因の客観的評価法では自記式心理検査が有用で，SDS（自己評価式抑うつ性尺度）やCMI健康調査票な

* Yamamura Yukie, 〒162-8666 東京都新宿区河田町 8-1 東京女子医科大学耳鼻咽喉科，准教授

どでは抑うつ状態もしくは神経症と判定される割合が有意に高い[2)4)]. SDSで抑うつ傾向を示した患者群では回復・回復傾向が有意に低い[5)]との報告もあり, 予後の予測にも有用である.

心因性味覚障害の自覚症状は, 舌痛や口腔異常感覚といった他の口腔症状の随伴が多い傾向がある[2)3)]. 味覚機能検査結果の傾向としては自覚症状と検査結果, もしくは検査間の結果の乖離がみられ, 電気味覚検査では有意に閾値正常例が多い一方で, ろ紙ディスク法では有意差がないとされる[3)]. ただし, 自覚症状および検査結果間の乖離は自発性異常味覚や中枢性味覚障害でも認められるため, 心因性味覚障害に特徴的な所見とはいえない.

心因性味覚障害の治療と予後

心因性味覚障害の治療にあたっては, 精神的要因と併存する器質的要因それぞれへの対応を行う. 味覚障害の多くには亜鉛欠乏症が関与するため, 原則として亜鉛補充療法は行い, 症例に応じて唾液分泌促進薬や, 鉄・ビタミンB群補充療法を行う. 精神的要因が主体の場合は, パロキセチンあるいはロフラゼプ酸エチルが奏効するとの報告がある[6)]. 後述する舌痛症の治療薬が有効な場合もある.

心因性味覚障害の予後は他の原因による味覚障害と比較して不良で, 初診以降の通院継続率自体も低く, 治療や評価が難しい傾向がある[1)~3)]. 改善率については, 前田ら[3)]は特発性または亜鉛欠乏性80.1%に対して心因性63.5%と報告している. 予後に影響する因子は, 他の原因の味覚障害と同様に罹病期間の長さで, 罹病期間が6ヶ月以上では有意に不良となる. したがって, 心因性が疑われる味覚障害では特に, 精神科への紹介も含めた早期の積極的な治療介入が必要である.

舌痛症への心因の関与

舌痛症は舌に一見して器質的な異常がないにもかかわらず慢性的な舌の痛みや灼熱感を訴える病態で, 口腔灼熱症候群(burning mouth syndrome;BMS)の舌に限局した型である. 一見してわからない器質的要因で生じる舌痛は二次性舌痛症と呼ばれる. BMS・舌痛症患者では, 各種の心理テストで不安障害と判定される頻度が高く, うつ病や不安障害といった精神疾患の併存も約4割に認められる[7)]. 狭義の舌痛症は, 精神科的疾患分類においては持続性身体表現性疼痛障害あるいは慢性疼痛に相当し, 三環系抗うつ薬などによる薬物療法もしくは心理療法が適応となる.

ただし, 一見して異常所見がない舌痛ではまず器質的要因の鑑別が重要である. 器質的異常を伴う二次性舌痛症のほうが実際は頻度が高く, 大学病院歯科口腔外科外来における舌痛104例の原因疾患のうち狭義の舌痛症は16例(15.4%)にとどまったという[8)]. したがって, 舌痛症例では問診で舌突出癖や舌磨きといった口腔習癖や洗口剤や歯磨き粉などの刺激因子を確認し, 視診では歯列不整や補綴物・歯牙の鋭縁, 舌尖の発赤や乳頭萎縮, 舌縁の圧痕や舌の不随意運動の有無をみる. 検査は唾液分泌量, 血清鉄, 亜鉛測定と口腔カンジダ培養を行い, 貧血がある場合や胃切除後, 萎縮性胃炎症例, プロトンポンプ阻害薬の長期内服例では血中ビタミンB_{12}も測定する. 結果として器質的要因があればその治療を行う. 器質的要因がない, もしくは器質的要因への治療に反応が乏しい場合は後述する薬物療法の適応となる.

舌痛症の薬物療法

舌痛症に対する薬物療法としては, 三環系抗うつ薬やセロトニン再取り込み阻害薬, セロトニン・ノルアドレナリン再取り込み阻害薬などを用いる. 耳鼻咽喉科医としては局所的薬物療法が取り入れやすい. ベンゾアゼピン系抗てんかん薬クロナゼパムの局所療法, すなわち1mg錠を口腔内の疼痛部位に3分間含んだのち吐き出すことを1日3回繰り返す方法では, 多施設ランダム化比較試験で有効性が認められている[9)]. 選択的セロトニン再取り込み阻害薬のパロキセチン20

mg/日およびセルトラリン 50 mg/日の経口投与も有効性が報告されている[10]．胃粘膜防御因子増強薬のラフチジン[11]も有効との症例報告がある．

心因性味覚障害および舌痛症への精神科的アプローチ

味覚障害や舌痛を訴える症例で，耳鼻咽喉科医による薬物療法で治療効果が得られない場合や精神的要因への対応が必要な場合には精神科への紹介を検討する．舌痛症においては，患者への説明として山田[12]は，『脳内の神経回路のエラーでも疼痛が起こりうる』という表現は患者の理解も比較的よく『心因性』のようなネガティブな印象がないと勧める．

舌痛症に対しては，心理療法の1つである認知行動療法も有効性が報告されており[13]，薬物療法と相互補完的に行われることもある．認知行動療法は，認知すなわち事物のとらえ方を合理的・現実的なものに変容させ(認知療法)，適応的な対処方略をとる(行動療法)ように介入を行う．本格的な施行には専門的知識と訓練を要するが，痛みに対する不適応的行動，例として「鏡で舌の状態をいつも確認する」「指で触る」といった行動があれば，適応的行動すなわち痛みに注意を向ける代わりに「音楽を聴く」「読書をする」を行うような指導も，認知行動療法的なアプローチの1つとなる．味覚障害に対しても心理療法は有効で，57例に心理療法や栄養指導を実施した結果，味覚検査における有効率と通院継続率が向上したという[2]．

おわりに

心因が関与する味覚障害や舌痛症は治療効果が上がりにくいことも多い．したがって，心因性が疑われる場合は早期に専門外来や精神科紹介も選択肢に入れる．一方で，器質的要因を見落とさないことも重要である．

文　献

1) Hamada N, Endo S, Tomita H：Characteristics of 2278 Patients Visiting the Nihon University Hospital Taste Clinic over a 10-Year Period with Special Reference to Age and Sex Distributions. Acta Otolaryngol, Suppl **546**：7-15, 2002.

2) 根本純江, 冨田　寛：心因性味覚障害患者における心理的治療法の効果の検討．口咽科, **27**：165-172, 2014.
Summary　心因性味覚障害57例に心理療法や栄養指導を実施した結果，味覚検査における有効率と通院継続率が向上した．

3) 前田英美, 任　智美, 福永明子ほか：心因性味覚障害298例の臨床検討．口咽科, **29**：237-243, 2016.
Summary　心因性味覚障害は特発性または亜鉛欠乏性味覚障害と比較して有意に女性に多く，罹病期間が長く，電気味覚閾値正常例が多く，改善率不良であった．

4) 古田　茂, 村野健三, 廣田里香子：心因性味覚障害症例の検討．口咽科, **4**：179-184, 1992.

5) 串田京子, 梅本匡則, 根来　篤ほか：味覚障害の診断・治療における心理テストの有用性について．日耳鼻会報, **109**：736-741, 2006.

6) 竹内康人, 山崎　裕, 村田　翼ほか：パロキセチンとロフラゼプ酸エチルが奏効した心因性味覚障害の検討．北海道歯学雑誌, **31**：106-111, 2010.

7) 渡邉素子, 片桐綾乃, 梅崎陽二朗ほか：歯科心身医療外来における初診患者1210名の臨床統計的検討．日歯心身, **27**：37-43, 2012.

8) 桃田幸弘, 高野栄之, 可児耕一ほか：舌痛などの舌症状を主訴とする患者の臨床統計学的検討―舌痛症の特異性について―．日口顔面痛誌, **5**：27-35, 2012.

9) Gremeau-Richard C, Woda A, Navez ML, et al：Topical clonazepam in stomatodynia：a randomised placebo-controlled study. Pain, **108**：51-57, 2004.

10) Maina G, Vitalucci A, Gandolfo S, et al：Comparative efficacy of SSRIs and amisulpride in burning mouth syndrome：a single-blind study. J Clin Psychiatry, **63**：38-43, 2002.

11) 立花哲也, 鈴木　愛, 高森基史ほか：舌痛症患者に対するラフチジンとクロチアゼパムの臨床効果の比較検討．日口外誌, **52**：188-194, 2003.

12) 山田和男：精神疾患としての口腔顔面痛．日口顔面痛誌, **1**：17-25, 2008.

13) Komiyama O, Nishimura H, Makiyama Y, et al: Group cognitive-behavioral intervention for patients with burning mouth syndrome. J Oral Sci, **55**：17-22, 2013.

Summary 24例の女性 BMS 患者にグループ認知行動療法を行った. 施行前の不安尺度は対照群より有意に高かった. 2回のセッションのあと不安尺度と痛みの評価尺度は有意に下がった.

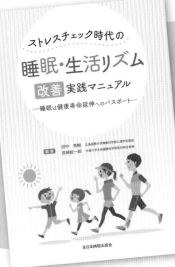
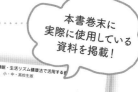
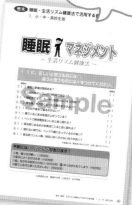

MB ENT, 251：21-27, 2020

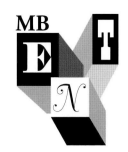

◆特集・味覚・嗅覚の診療 update

薬物性味覚障害

西田幸平*

Abstract 味覚障害の診断には詳細な問診および口腔内・舌表面の注意深い観察，血液生化学検査で血清中の亜鉛，銅，鉄などの測定を行う必要がある．添付文書に味覚に関する副作用の記載がある薬物を服用していることは往々にしてあるが，味覚障害との因果関係の有無については，診察の結果考えられる味覚障害部位を念頭に，他に味覚障害の原因となる疾患やエピソードがないかを確認したうえで，被疑薬の投与期間や薬物の構造および作用機序を基に慎重に判断する．治療は被疑薬の中止や減量が望ましいが，処方医や薬剤師と連携のうえ，行うことが重要である．

Key words 薬物性味覚障害(drug-induced taste disorder)，薬物有害反応(adverse drug reaction)，副作用(side effect)，味覚障害部位(taste disorder sites)

はじめに

味覚障害は味覚伝導路を中心に考えると理解しやすい．味物質は唾液に溶解し，味蕾にある味細胞の味覚受容体に受容され，味神経(鼓索神経・舌咽神経・迷走神経)から延髄の孤束核を経て，高次味覚関連野である島皮質，前頭弁蓋部，眼窩前頭皮質，扁桃体や帯状回で情報処理されて認知される[1]．この経路の途中で味覚情報の伝達が障害されることで味覚障害は生じる．

薬物性味覚障害は，使用した薬物に起因した味覚障害であるが，薬物と味覚障害の因果関係を証明することは困難であることが多い．その理由として，味覚障害をきたす機序に不明な点が多いことだけでなく，味覚障害患者は年齢中央値が63歳と中高年以上の年齢層の患者に多く[2]，糖尿病，腎臓病，肝臓病のような味覚障害の原因となり得る難治性疾患に罹患していることも稀ではないため，味覚障害が原疾患に起因した症状であるの

か，服用している薬物による副作用であるのか区別が困難であることなどが挙げられる．

本稿では，薬物有害反応の種類や薬物有害反応であることの証明の方法を確認するとともに，薬物性味覚障害の診断の際に参照する医療用医薬品添付文書の副作用情報の解釈について述べる．また，薬物の作用機序を基に味覚伝導路に及ぼす影響から薬物性味覚障害を考えてみたい．

薬物の副作用について

薬物の副作用とは，広義には薬物の主作用に対してのものであり，肯定的な(好ましい)結果に対しても使われることがあるが，我が国の医薬品，医療機器などの品質，有効性および安全性の確保などに関する法律および関連規制では，薬物有害反応(adverse drug reaction；ADR)に該当するものとして副作用(side effect)という用語が用いられている[3]．

薬物有害反応の分類は，表1のように用量依存

* Nishida Kohei，〒514-1101 三重県津市久居明神町 2158-5 国立病院機構三重中央医療センター耳鼻咽喉科，医長／〒514-8507 三重県津市江戸橋 2-174 三重大学大学院医学系研究科耳鼻咽喉・頭頸部外科，リサーチアソシエイト

表 1. 副作用(薬物有害反応)の分類と特徴

① 薬理学的作用による副作用発現：用量依存的な反応	
薬物動態	加齢，肝障害，腎障害，遺伝子多型など
薬力学の変化	受容体や酵素の活性および量的変化
投与上の問題点	適応疾患，用法用量の不適正
相互作用	薬物-薬物間，薬物-飲食物間，薬物-嗜好品間
② 体質が影響する副作用発現：用量非依存的な反応	
特異体質	通常とは異なる薬物代謝に伴う代謝産物による
不耐症	本来代謝可能な物質に対する代謝能力が弱いことによる
過敏症	薬物アレルギー(Ⅰ型，Ⅱ型，Ⅲ型，Ⅳ型)
③ 薬物相互作用	
薬物動態学的相互作用	薬物の吸収，分布，代謝，排泄が影響を受け，血中濃度が変動
薬力学的相互作用	受容体などの作用部位での相互作用による効果の増強，減弱

(文献 3～5 より改変)

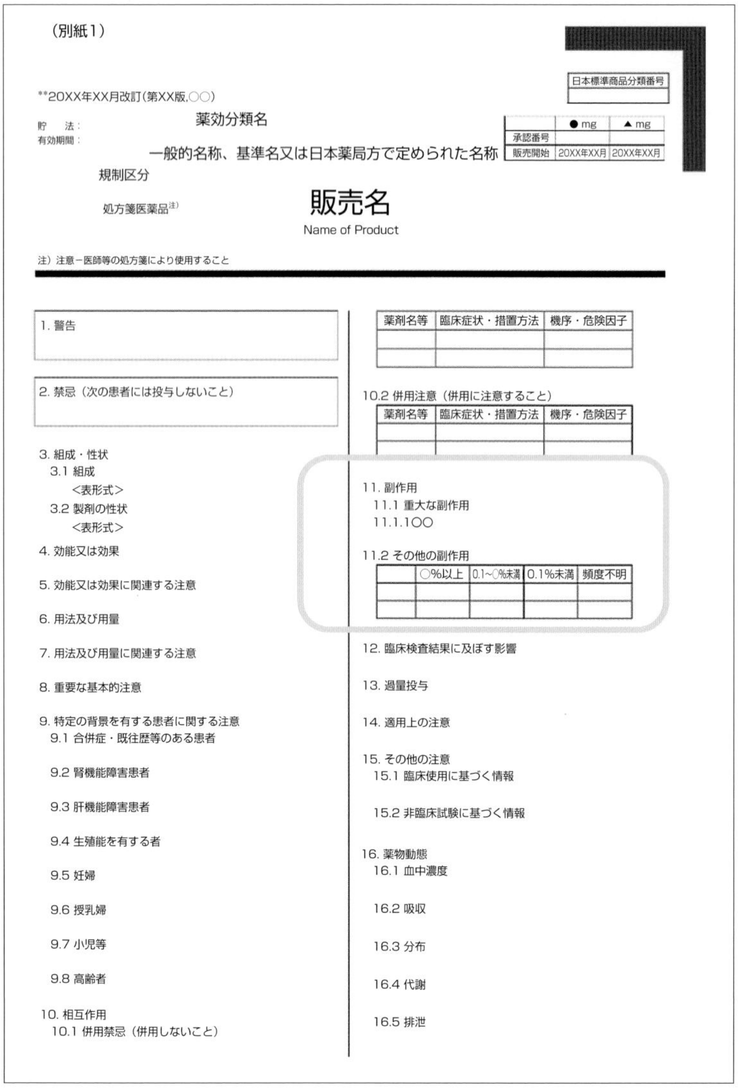
(別紙1)

日本標準商品分類番号

**20XX年XX月改訂(第XX版,○○)

貯　法：
有効期間：

薬効分類名

一般的名称、基準名又は日本薬局方で定められた名称

	●mg	▲mg
承認番号		
販売開始	20XX年XX月	20XX年XX月

規制区分

処方箋医薬品[注)]

販売名
Name of Product

注）注意－医師等の処方箋により使用すること

1. 警告

2. 禁忌（次の患者には投与しないこと）

3. 組成・性状
3.1 組成
<表形式>
3.2 製剤の性状
<表形式>

4. 効能又は効果

5. 効能又は効果に関連する注意

6. 用法及び用量

7. 用法及び用量に関連する注意

8. 重要な基本的注意

9. 特定の背景を有する患者に関する注意
9.1 合併症・既往歴等のある患者
9.2 腎機能障害患者
9.3 肝機能障害患者
9.4 生殖能を有する者
9.5 妊婦
9.6 授乳婦
9.7 小児等
9.8 高齢者

10. 相互作用
10.1 併用禁忌（併用しないこと）

薬剤名等	臨床症状・措置方法	機序・危険因子

10.2 併用注意（併用に注意すること）

薬剤名等	臨床症状・措置方法	機序・危険因子

11. 副作用
11.1 重大な副作用
11.1.1○○

11.2 その他の副作用

	○%以上	0.1～○%未満	0.1%未満	頻度不明

12. 臨床検査結果に及ぼす影響

13. 過量投与

14. 適用上の注意

15. その他の注意
15.1 臨床使用に基づく情報
15.2 非臨床試験に基づく情報

16. 薬物動態
16.1 血中濃度
16.2 吸収
16.3 分布
16.4 代謝
16.5 排泄

図 1.
医療用医薬品の添付文書の仕様
重大な副作用とその他の副作用

的な反応である薬理学的作用によるものや，用量非依存的な反応である過敏症のような体質が影響するもの，薬物の相互作用によるものに大別できる[4]．

医療用医薬品の添付文書には，副作用という項が設けられている（図1）．この副作用（薬物有害反応）には臨床試験に登録された患者に生じた好ましくない医療上のあらゆるできごと（有害事象）のうち，医薬品との因果関係が否定できないものが含まれる（図2）．有害事象と投与薬物との因果関係の評価は表2-Aのような事柄に基づいて行い，

因果関係の程度は表2-Bの分類でdefinite，probable，possibleであれば，その有害事象は薬物有害反応であると判断する[3)5)]．

この副作用の項には副作用の頻度も記載されている（図1）．この頻度は至適用法・用量が設定された後に実施された臨床試験における副作用発現頻度を基に算出される．該当する臨床試験で発現が認められず，市販後調査の副作用・感染症報告制度により追記した副作用は投与した患者の母数が不明のため，頻度不明と記載される（図3）[6]．

なお，この添付文書であるが，記載要領が20年ぶりに改正され，2019年4月より運用開始されている．それに伴い副作用の項の記載内容が変更され，副作用概要は廃止し，その内容は「臨床成績」の項で試験ごとの安全性情報として記載されることとなった．また，後発医薬品も原則先発と同じとなるため，従来「頻度不明」と記していた副作用の発現頻度も先発医薬品と同様の記載となった[7]．

添付文書に味覚障害・味覚異常が記載されてい

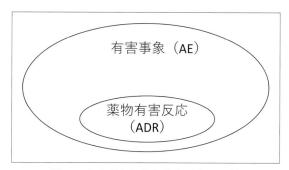

図 2. 有害事象と薬物有害反応の関係

表 2. 有害事象と投与薬物との因果関係の評価

A．因果関係の評価（文献3，5参照）

1）薬物の投与期間と有害事象の時間的関連性の有無があるか
2）当該有害事象が，その薬物の投与中止で改善したか
3）投与中止で改善（消失）した症状が，薬物の再投与で増悪（再出現）したか
4）既知の薬物有害反応であるか
5）当該有害事象はその薬物の作用機序と整合性があるか
6）当該事象が原疾患や医薬品以外の治療などの作用として知られているか

B．有害事象の因果関係の程度の分類
JCTN-有害事象ガイドライン　ver1.1.1改変

definite	有害事象がプロトコール治療により生じたことが明らか． 原病の増悪や他の要因（併存症，他の薬物・治療，偶発症）の可能性がほとんどない．
probable	有害事象がプロトコール治療により生じた可能性が高い． 原病の増悪や他の要因（併存症，他の薬物・治療，偶発症）の可能性がありそうにない．
possible	有害事象がどちらかと言えばプロトコール治療により生じたと考えるほうがもっともらしい． 原病の増悪や他の要因（併存症，他の薬物・治療，偶発症）による可能性は低い．
unlikely	有害事象がプロトコール治療により生じたと考えるよりも 原病の増悪や他の要因（併存症，他の薬物・治療，偶発症）によると考えるほうがもっともらしい．
not related	有害事象がプロトコール治療により生じた可能性がほとんどない． 原病の増悪や他の要因（併存症，他の薬物・治療，偶発症）により生じたことが明らか．

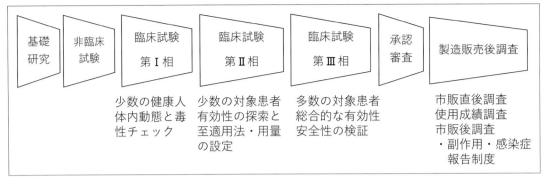

図 3. 新薬開発の流れ
副作用の頻度は，至適用法・用量が定められてからの臨床試験，使用成績調査から算出される

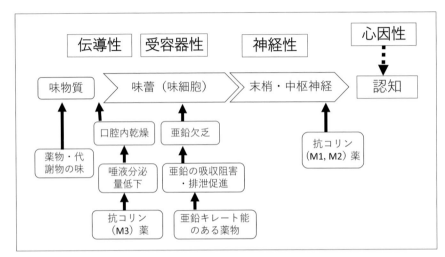

図 4.
薬物性味覚障害と
味覚伝導路

る薬物は非常に多く，すべての薬品名を記載することは困難であるので独立行政法人医薬品医療機器総合機構（PMDA）のウェブサイト上の医療用医薬品情報検索で検索するが[8]，同サイトの，重篤副作用疾患別対応マニュアル「薬物性味覚障害」に掲載されている「添付文書に口腔内苦味，味覚障害・味覚異常の記載がある薬物」の一覧表を参照されたい[9]．

薬物性味覚障害と味覚伝導路（図 4）

味覚障害は味覚伝導路のどの部分が原因で障害をきたしているかを意識するとわかりやすい．

味物質はまず唾液や食物中の水分に溶解して味蕾に到達する必要があるが，この過程は唾液分泌量の減少により障害され得る．また，味物質の伝達には関与しないが，ゾピクロンは薬の成分や代謝物が唾液とともに口腔内に分泌されることにより苦味を感じることが知られている．

唾液分泌は抗コリン作用薬により障害される．コリン作用系の受容体にはニコチン受容体とムスカリン受容体がある．ムスカリン受容体のサブタイプである M3 受容体は腺分泌促進に関係しているため，M3 受容体拮抗薬の多くは口渇，口腔内乾燥の副作用を発現する可能性が高いと考えられている[10)11]．

唾液や食物中の水分に溶解した味物質は，味蕾の味細胞で受容されるが，味覚障害の多くは味蕾の味細胞の障害によると考えられている．その代表的な原因としては亜鉛欠乏がある．亜鉛欠乏は味細胞の形態的変化や，turnover 時間を延長させることが知られている[12]．亜鉛欠乏の原因は糖尿病や，高血圧，腎臓病，肝臓病などの全身性疾患以外に，薬物の副作用によるものがある．その機序として，薬物と亜鉛が錯体を形成するキレート作用が考えられている．とくに，チオール基，カルボキシル基，アミノ基を持っていて，五員環・

表 3. 味覚障害の原因別頻度

	兵庫医科大学 耳鼻科[19] 1999～2016年	金沢医科大学 耳鼻科[20] 2009～2013年	北海道大学 歯科[21] 2007～2011年	三重大学 耳鼻科[2] 2010～2015年
症例数	2,035	451	271	224
風味障害	4.1%	9.8%	3.3%	24.1%
口腔疾患	1.9%	19.3%	21.4%	22.3%
亜鉛欠乏性	9.9%		6.3%	12.5%
特発性	16.7%	25.9%	19.9%	9.8%
薬物性	13.5%	11.5%	1.8%	6.7%
心因性	17.9%	4.9%	35.8%	5.8%
全身疾患性	6.8%	4.4%	5.9%	4.9%
中枢神経性	1.5%			4.5%
外傷性	3.0%	4.4%		4.0%
感冒後	11.3%	10.0%	2.6%	2.2%
医原性	5.4%		3.0%	1.8%
その他	5.7%	9.8%		1.3%

六員環キレートをつくる構造式を持つ薬物は亜鉛キレート化合物を作りやすい．亜鉛はキレート化合物をつくることにより，消化管からの吸収が阻害される．また，血中で亜鉛キレート化合物が形成されると尿中へ排泄されやすくなる[13]．

味細胞で受容された情報は味神経を経由して大脳皮質味覚野で認識されるが，口腔内・咽喉頭の領域ごとに関与する神経は異なっている．舌前方2/3では，舌神経から鼓索神経・顔面神経を経由して，舌後方1/3と有郭乳頭は舌咽神経を経由，喉頭蓋は迷走神経からそれぞれ延髄の孤束核を経て高次味覚関連野である島皮質，前頭弁蓋部，眼窩前頭皮質，扁桃体や帯状回で情報処理されていると考えられている[1]．中枢神経での味覚障害の原因として認知障害がある．前頭側頭型認知症者では認知機能低下とともに種々の行動異常がみられる．その中で食行動異常があり，甘いものを好む，味付けを加えるなどの嗜好の変化が報告されている[14)15]．薬物でも抗コリン作用（抗ムスカリン受容体阻害作用），鎮静作用，神経細胞毒性などの薬理作用があるものは認知障害をきたしやすく[16]，抗コリン薬であるスコポラミンを脳内注射した薬物性認知障害動物モデルにおいて，味覚嫌悪に関する行動が影響を受けることがわかっている[17]．以上のことから認知機能への影響が大きいM1，M2受容体への親和性が高い抗コリン作用薬では味覚障害をきたす恐れがあると考えられる．

薬物性味覚障害の診断・治療のポイント

味覚障害の診断は詳細な問診および口腔内乾燥の有無や歯牙の状態，衛生状態，舌表面の注意深い観察から始まる．味覚障害の原因となる疾患やエピソードがないかを確認し，血液生化学検査で血清中の亜鉛，銅，鉄の測定を行う．それにより，味覚障害部位が味覚伝導路のどの段階であるかを絞り込んでいく．添付文書に味覚障害の記載がある薬物の服用があれば被疑薬となる．

味覚障害は中高年以上の年齢層に多く，味覚障害で受診した患者の75％に服用薬があり，添付文書の副作用に味覚に関する記載がある薬物を服用している患者は全体の約40％であったという報告がある[18]．

被疑薬と味覚障害の因果関係は表2-Aの項目に従って評価していく．複数の被疑薬がある場合は，薬物相互作用が原因であるのか，個々の薬物が原因であるのかを考える必要がある．また，添付文書の副作用の頻度も参考にするが，その頻度の根拠は当該薬物の臨床試験における副作用の発現頻度であり，薬物ごとに臨床試験の対象患者の背景が異なっているため，発現頻度の比較だけで，どの薬物が味覚障害の原因の可能性が高いかを判断することはできない．

まず考えるべきことは，味覚障害部位と薬物の作用機序とに整合性があるかである．ただ，実際

は味覚障害をきたす機序が不明であることも多いため，その際は他に味覚障害をきたす原因がないことを慎重に検討する必要がある．薬物性味覚障害であることが濃厚となれば処方医と相談して被疑薬の中止や減量，変更が味覚障害の治療には必要であるが，慢性疾患や悪性疾患においては困難である場合も少なくない．このように薬物性味覚障害であることの診断確定，治療には薬物の構造式や代謝などの幅広い知識を要するため，薬剤師とも連携して対処することが望ましい．表3に施設ごとの味覚障害の原因別頻度をまとめた．薬物性味覚障害の頻度をはじめ，味覚障害の原因別頻度の施設間のバラツキは大きい．これは味覚障害をきたす原因が多岐にわたっていることと，診察結果で障害原因をどれか1つに限定することが困難であることが多く，担当する医師の経験と主観が診断に反映されているためと思われる．

おわりに

味覚障害の診断には詳細な問診および口腔内・舌表面の注意深い観察を行う必要がある．味覚に関する副作用の記載がある薬物を服用していることは往々にしてあるが，味覚障害との因果関係の有無については，味覚障害部位を念頭に，被疑薬の投与期間や薬物の構造および作用機序を基に慎重に判断することが重要である．

参考文献

1) 小早川達，小川尚：味覚の神経伝達・脳機能レベル．斉藤幸子，小早川達（編）：87-104，味嗅覚の科学　初版．朝倉書店，2018.
2) 西田幸平，小林正佳，森下裕之ほか：当科の味覚外来の臨床統計　自覚症状と味覚検査結果の乖離について．味と匂誌，22：407-410, 2015.
3) JCTN：有害事象報告に関する共通ガイドライン（JCTN-有害事象報告ガイドライン）—ver1.1.1—http://jctn.jp/doc/JCTN_AEreporting_guideline_ver1_1_1.pdf，参照（2020-06-22）.
4) 大野能之：副作用について理解しよう．日病薬誌，50：1114-1116, 2014.
5) 鶴岡秀一：薬物有害反応．診断と治療，107：166-172, 2019.
6) PMDA：新記載要領に基づく添付文書等の作成の留意点（Q & A）について（その1）添付文書改訂等の安全対策に関連する通知等. https://www.pmda.go.jp/files/000223343.pdf，参照（2020-06-22）.
7) PMDA：新記載要領に基づく添付文書等の作成の留意点（Q & A）について．後発医薬品　申請区分と添付すべき資料. https://www.pmda.go.jp/files/000227534.pdf#page = 20，参照（2020-06-22）.
8) PMDA：医療用医薬品　情報検索. https://www.pmda.go.jp/PmdaSearch/iyakuSearch/，参照（2020-06-22）.
9) PMDA：重篤副作用疾患別対応マニュアル（医療関係者向け）．薬物性味覚障害．参照（2020-06-22）.
10) 望月眞弓：高齢者への薬物投与の実態と口渇副作用情報の持つ意味．日ヘルスケア歯研会誌，7：46-54, 2005.
   Summary ムスカリン受容体(M3)は腺分泌や平滑筋収縮を促進する受容体であり，口渇ともっとも関係が深い．M3受容体拮抗薬の多くは，口渇の副作用を発現する可能性が高い.
11) 杉谷博士：唾液分泌のメカニズム．日口外誌，57：182-186, 2011.
   Summary 副交感神経系の興奮によりM3受容体が活性化し水分泌が促進され，交感神経の興奮によりβ₁受容体が活性化し唾液タンパク質が分泌される.
12) 愛場庸雅：味覚障害．斉藤幸子，小早川達（編）：178-190，味嗅覚の科学　初版．朝倉書店，2018.
13) 冨田寛：薬物性味覚障害：316-345，味覚障害の全貌　初版．診断と治療社，2011.
14) M Ikeda, J Brown, A Holland, et al：Changes in appetite, food preference, and eating habits in frontotemporal dementia and Alzheimer's disease. J Neurol Neurosurg Psychiatry, 73：371-376, 2002.
15) 坂井麻里子，西川隆：認知症における食行動異常と嗅覚・味覚の生理学的機能．神経心理学，33：167-176, 2017.
   Summary アルツハイマー病では基本4味覚（甘・塩・酸・苦）の認知閾値は初期から上昇し，遅れて検知閾値が上昇する.
16) 水上勝義：薬剤による認知機能障害．精神経誌，

111：947-953, 2009.

Summary 認知障害をきたしやすい薬理作用としては，抗コリン作用（抗ムスカリン受容体（M1, M2）阻害作用），鎮静作用，神経細胞毒性が代表的である．

17）Klinkenberg I, Blokland A：The Validity of Scopolamine as a Pharmacological Model for Cognitive Impairment：A Review of Animal Behavioral Studies. Neurosci Biobehav Rev, **34**：1307-1350, 2010.

18）田山理恵：味覚障害患者の服用薬の実態調査.

日病薬誌, **48**：605-608, 2012.

Summary 味覚外来受診患者196人のうち147人で服用薬があり，添付文書に味覚関係の記載がある薬物を服用していたのは78人（39.8%）であった．

19）前田英美：かぜと耳鼻咽喉科疾患 3）味覚障害．MB ENT, **212**：26-31, 2017.

20）三輪高喜：薬物性味覚障害．医学の歩み, **251**：895-900, 2014.

21）北川善政，坂田健一郎：感覚器 味覚障害〜薬剤性味覚障害〜．日本臨牀, **77**：538-545, 2019.

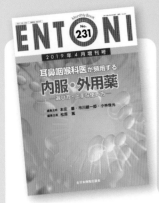
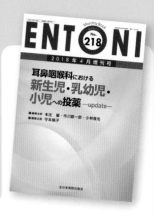

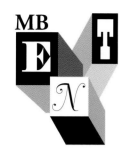

MB ENT, 251：29-34, 2020

◆特集・味覚・嗅覚の診療 update

嗅覚障害の種々相

志賀英明*1　三輪高喜*2

Abstract 嗅覚障害診療ガイドラインに基づいて，嗅覚障害診療の専門家以外がどのように診断を進め，専門施設へ紹介を行っていけば良いのか，嗅覚障害の病態と分類について，アップデートな内容も含めつつ解説した．「量的嗅覚障害」の原因として，もっとも多いのは慢性副鼻腔炎で，次いで感冒，頭部外傷が続く．また，原因診断がつかない嗅覚障害が2割程度認められる．嗅覚障害の病態分類は気導性嗅覚障害，嗅神経性嗅覚障害および中枢性嗅覚障害に大別されている．本稿では主な原因疾患ごとに，どの病態分類に該当するのか解説した．感冒後嗅覚障害では刺激性異嗅症が多く，外傷性嗅覚障害では受傷早期から自発性異嗅症の発症頻度が高いことが知られている．近年の研究により嗅覚障害の病態は多様性に富んでいることが明らかとなってきたが，さらに病態解明につながる知見が増して，新たな治療法の糸口になることを期待したい．

Key words 気導性嗅覚障害（conductive olfactory dysfunction），嗅神経性嗅覚障害（sensorineural olfactory dysfunction），中枢性嗅覚障害（central olfactory dysfunction），刺激性異嗅症（parosmia），自発性異嗅症（phantosmia）

はじめに

嗅覚障害といってもにおいがわかりにくい，あるいは全くにおいがしないといった訴えから，においはわかるが今までと全く異なるにおいに感じる，いつも自分のにおいが気になったりするなどといった症状まで様々であり，一般医家において嗅覚障害患者の対応に苦慮する経験は少なくないと思われる．2017年に国内外で相次いで嗅覚障害診療のスタンダードが発表されたが[1)2)]，まだ多くは専門家を中心とした活用にとどまっていると思われる．嗅覚障害診療ガイドライン[1)]に基づいて，嗅覚障害診療の専門医療機関以外の医師がどのように嗅覚障害の診断を進め，専門施設への紹介を行っていけば良いのか，嗅覚障害の病態と分類について，アップデートな内容も含めつつ解説したい．まず，疫学的な事項とにおいを感じる仕組みについて概説した後に，嗅覚障害の原因疾患ごとに現在判明している病態，そしてガイドラインが示す分類のどれに該当するのか説明する．これまで詳細が十分に解説されることの少なかった異嗅症の病態についても，最近の知見について紹介する．

嗅覚障害の疫学

本邦における嗅覚障害者数に関する全国的な疫学調査が行われたことがないため，嗅覚障害で医療機関を受診する年間患者数は現時点では不明であるが，米国での一般成人を対象とした疫学調査では1.4～3.8%の有病率が推測されている[3)4)]．つまり10万人あたり2,000～3,000人程度の嗅覚障害患者の存在が示唆される．本邦における鼻茸合併の慢性副鼻腔炎患者数が20万人と推測されているが，これは10万人あたり200人弱となり，嗅覚障害患者数が決して少なくない規模であることが明らかである．特に，高齢者では自身の嗅覚の

*1 Shiga Hideaki, 〒920-0293 石川県河北郡内灘町大学1-1 金沢医科大学医学部耳鼻咽喉科学，准教授
*2 Miwa Takaki, 同，教授

衰えの自覚がないケースが多い．本学が中心となって地域の健常高齢者を対象に行った疫学調査では，検診日前に行った生活臭に関するアンケート結果と，カード型嗅覚同定能力検査との結果には相関が認められず，多くの高齢者が自身の嗅覚に過剰な自信を有していることが明らかとなっている．

嗅覚障害診療ガイドライン[1]によれば，においの感覚が減弱した状態である嗅覚低下と，全くにおいを感じない状態である嗅覚脱失を合わせた，いわゆる「量的嗅覚障害」の原因として，もっとも多いのは慢性副鼻腔炎で，次いで感冒，頭部外傷が続く．その他の原因としてアレルギー性鼻炎，脳疾患，薬物，甲状腺機能低下，先天奇形，加齢，心因的要因などがある．また，原因診断がつかない嗅覚障害が2割程度認められる．国際的にも同様の傾向であるが，嗅覚障害診療の専門医療機関における統計が主体となっており，実態を十分反映しているとはいえない．認知症など現状では早期発見が難しい原因疾患が潜在している可能性は十分に考えられる．

自験例で原因が不明であった70代の嗅覚障害患者で，3年後にレビー小体型認知症との診断に至ったケースもある．受診当初は認知レベルが健常であったため，対診した認知症専門科において経過観察は行われていなかったが，嗅覚検査を3ヶ月ごとに行っていたところ，急速に基準嗅力検査の平均認知域値の悪化を認めたため，再度認知症専門科に対診し確定診断を得た．治療法はなくとも嗅覚障害の経過観察を継続することで，原因疾患の早期診断に寄与できると思われる．嗅覚障害診療ガイドライン[1]でも「嗅覚障害の診断は神経変性疾患の早期診断に有用か？」とのクリニカルクエスチョンに対し，強いエビデンスレベルをもって，嗅覚検査は孤立型パーキンソン病を正常者と鑑別診断するため優れた検査法であると推奨されており，孤立型パーキンソン病の類縁疾患であるレビー小体型認知症においても同様であると推測される．

においを感じる仕組み

マウスなどげっ歯類においては，主に空気中に漂うにおい分子が経鼻的に吸入され，鼻甲介と鼻中隔の後上方部分の大部分に存在する嗅粘膜表層の粘液中に溶け込んで，成熟嗅細胞の樹状突起にキャッチされる．嗅細胞の樹状突起のかたちは様々で，嗅覚受容体と呼ばれその機能遺伝子数は，マウスでは1,130，ヒトでは396あることが知られている．ちなみに哺乳類でもっとも多数の嗅覚受容体機能遺伝子を有する動物はアフリカゾウで，1,948あるといわれている[5]．ヒトの嗅粘膜は嗅裂深部の上鼻甲介を含めた上方のレベルで，硬貨ほどの大きさで存在する．嗅上皮の基本構造は哺乳類においてはげっ歯類からヒトまで共通しているが，げっ歯類では嗅球に対して篩骨・篩板を挟んで嗅粘膜の中心が隣接して分布しているのに対し(図1-A)，ヒトの嗅粘膜の位置は嗅球の直下よりも後方に分布している(図1-B)．詳細は不明であるが，おそらく外鼻孔経由で吸入されるにおい分子よりも，食事の際に口腔内の飲食物より発生するにおい分子を後鼻孔経由で感知しやすいように，霊長類が進化してきたのではないかと推察され興味深い．以下はあくまで推測であるが，二足歩行の結果，発達した前頭葉に伴って嗅球が前方に位置するようになったと仮定するならば，嗅粘膜の位置はもっと前方に分布するほうが嗅糸の長さは短くすむはずで，現代人の嗅粘膜の分布は後鼻孔経由でにおい感知しやすいように進化してきたと考えるほうが自然である．前鼻孔経由でにおいを感知する生活習慣が世代にわたって失われていくと，嗅裂前方領域の嗅粘膜は徐々に消失していくのかもしれない．

次に，成熟嗅細胞の神経軸索は前頭蓋底の嗅球内糸球体層に投射し，房飾・僧帽細胞にシナプス接続し，梨状皮質などの嗅皮質と呼ばれる脳領域へにおい情報が伝達される．ヒトの高次嗅覚経路については詳細が明らかでない点も多いが，例えば前頭葉の眼窩前頭皮質に伝達されると味覚との

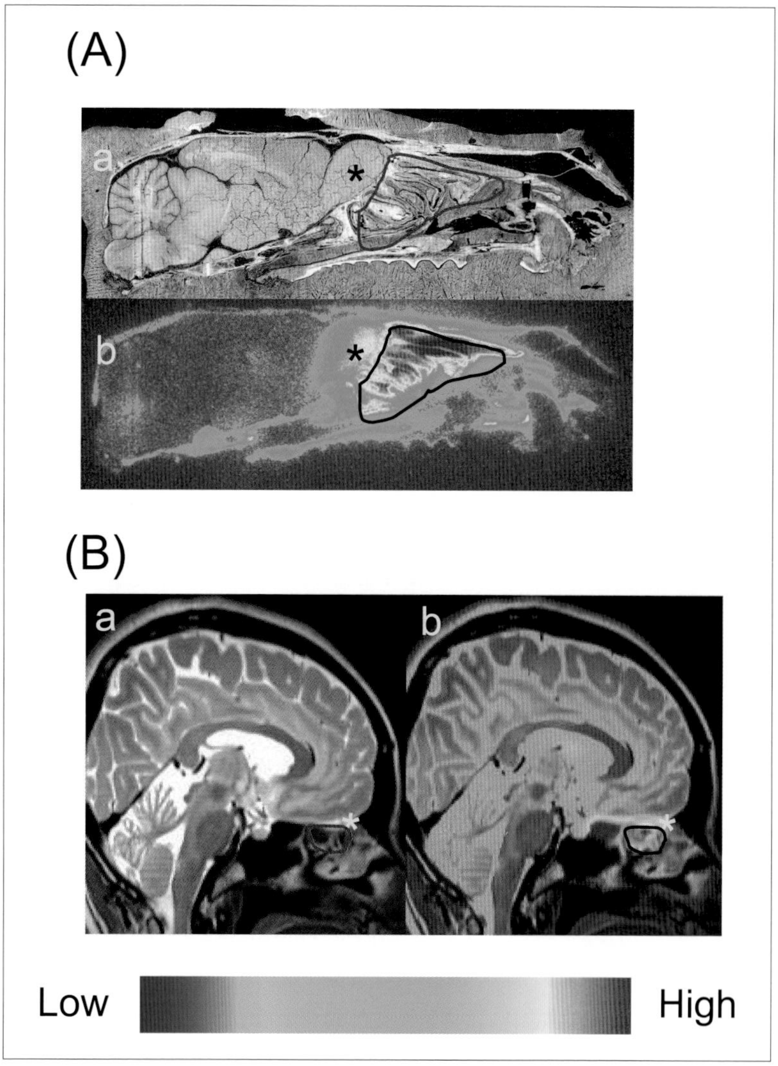

図 1.
マウスとヒトの嗅粘膜
線内がタリウム-201 集積から推定される嗅粘膜分布. ★嗅球
　A：ノーマルマウス(雄, 8 週齢 ICR マウス). a)凍結切片(矢状断), b)タリウム-201 経鼻投与 3 時間後, オートラジオグラフィ像
　B：健常ボランティア(40 代, 女性). a)頭部 MRI 画像(矢状断), b)タリウム-201 経鼻投与 24 時間後, SPECT と MRI 画像のフュージョン画像

統合がなされたり, 海馬に伝達されるとにおい記憶の形成がなされたりすると考えられている[6]. 最近では視床との関連も指摘されており, SPECT 画像で片側の視床に血流低下を認めた脳梗塞患者群において, 両側の嗅覚域値の上昇が明らかとなっている[7]が, 解剖学的な詳細は明らかではない.

原因疾患と病態分類

　嗅覚障害の病態分類は気導性嗅覚障害, 嗅神経性嗅覚障害および中枢性嗅覚障害に大別されている. 気導性嗅覚障害とは, 鼻呼吸時に外鼻孔から吸入された空気が嗅細胞の存在する嗅裂部に到達せず, におい分子が嗅細胞上の受容体と結合できないために生じる嗅覚障害である. 嗅神経性嗅覚障害は, 嗅粘膜および嗅細胞の神経軸索の障害によって生じる嗅覚障害である. 中枢性嗅覚障害は, 嗅球から嗅索および大脳前頭葉に至る頭蓋内の嗅覚路の障害により生じる嗅覚障害である. 聴覚障害と比較すると, 伝音性難聴に相当するのが気導性嗅覚障害, 内耳性難聴に相当するのが嗅神経性嗅覚障害と嗅球の障害, そして後迷路性難聴に相当するのが嗅索および大脳前頭葉に至る頭蓋内の嗅覚路の障害と思われる. 嗅球はにおい識別とにおいの学習記憶にかかわっているため, 聴覚における蝸牛と皮質聴覚野の機能を併せ持ったような存在であり, 嗅球の障害を嗅神経性嗅覚障害と中枢性嗅覚障害のどちらに分類するかは難しい. 嗅覚障害診療ガイドライン[1]では嗅球を含めた嗅覚中枢路の障害を中枢性嗅覚障害と定義して

表 1. 病態別分類における嗅覚障害と聴覚障害の比較（試案）

嗅覚障害	聴覚障害
気導性嗅覚障害	伝音性難聴
嗅神経性嗅覚障害および中枢性嗅覚障害の一部（嗅球障害）	内耳性難聴
中枢性嗅覚障害	後迷路性難聴

おり，国際的な分類[2]でも嗅神経性嗅覚障害には嗅球は含まれておらず，嗅球の障害は中枢性嗅覚障害と定義されている．嗅覚障害と聴覚障害の病態別分類の比較について試案をまとめた（表 1）．続いて主な原因疾患ごとに，どの病態分類に該当するのか解説する．

まず慢性副鼻腔炎であるが，嗅裂粘膜の浮腫あるいはポリープ化などで，におい分子の進入が妨げられる場合が多く，嗅裂にポリープが多発する好酸球性副鼻腔炎では発症早期に嗅覚障害を認めることが知られている．したがって，主に気導性嗅覚障害に該当すると考えられるが，治療により嗅裂病変が改善されてもなお，静脈性嗅覚検査で異常を示す症例は少なくない．近年の画像解析研究からは慢性副鼻腔炎患者群での嗅球体積の減少と，嗅神経障害の存在を示唆する結果が明らかとなっている[8]．したがって，慢性副鼻腔炎における嗅覚障害は複合的要因により発症しており，聴覚障害でいえば耳硬化症の病態に近いといえるかもしれない．ステロイド治療や外科的治療のみでは不十分な症例にどう対処していくかが今後の課題である．また，外科的治療前後に理想的には基準嗅力検査を行っておくのが望ましいが，検査設備を備えていない施設では生活臭アンケート（SAOQ）[9]で手術前後の自覚症状の改善度評価や，静脈性嗅覚検査で術前に嗅覚障害の予後評価を行うことで，患者満足度の向上に寄与できると考えられる．

次に，感冒後嗅覚障害は上気道炎の原因ウイルスが，主に嗅粘膜を傷害することで生じると考えられている．さらにウイルス感染が嗅神経を介して嗅球に到達し，中枢領域で神経組織を傷害するとの説もあるが，マウスにインフルエンザ A 型ウイルスを経鼻的に感染させた場合，嗅粘膜上皮に細胞死が起こるが個体の死は起こらず，ウイルス

を嗅球に直接投与した場合はウイルスが広範な脳領域に拡散し全個体が死亡したとの結果からは[10]，発症早期における感冒後嗅覚障害の主な病態は嗅神経性嗅覚障害であり，罹病期間が長期化すると嗅覚刺激の途絶により二次的に嗅球萎縮が生じるのではないかと推測される．以上から発症後早期に何らかの治療を開始するほうが予後良好と考えられる．現在，嗅神経性嗅覚障害の治療法は確立されていないが，欧州を中心として嗅覚刺激療法の有効性を指摘する複数の論文が発表されている．本邦でも嗅覚刺激療法の標準的方法が少しずつ検討され始めており，患者本人には食物など身の回りの無害なもののにおいをかぐよう指導する他，可能であれば積極的に最寄りの嗅覚障害診療専門施設への紹介を検討していただきたい．

外傷性嗅覚障害は原因となる外傷の部位から，① 外鼻，鼻腔の骨折や鼻副鼻腔粘膜の障害，② 嗅糸の損傷，および ③ 中枢の損傷に大別される[1]．中枢性は無論のこと気導性嗅覚障害および嗅神経性嗅覚障害の有無も鑑別が必要であるが，軽度の脳震盪など頭部 MRI で頭蓋内に病変を同定できない場合でも，嗅覚障害を生じる可能性は否定できない．したがって，交通事故や労災認定などで詐病を除外するのは容易ではない．鼻副鼻腔炎の既往歴など詳細な問診と，鼻内ファイバー所見および副鼻腔 CT によって，まず気導性嗅覚障害の有無を鑑別することが重要である．嗅球や前頭葉の損傷を伴うケースでは予後不良と考えられるが，感冒後嗅覚障害と同様に身の回りの無害なもののにおいをかぐよう指導するのと，専門施設への早期の紹介が望ましい．

問診では上述した慢性副鼻腔炎，感冒および頭部外傷など頻度の高い原因疾患の有無についてポイントを絞り，しかる後に農薬や化学薬品への曝露歴や，抗がん剤投与歴などの聴取を怠らないようにする．また，甲状腺切除後にホルモン補充療法歴を有した症例で，甲状腺ホルモン値が正常範囲下限でも，甲状腺刺激ホルモン値が高値を示す場合に，ホルモン補充療法を強化したところ，嗅

覚障害の改善を認めたケースを経験している．原因疾患が不明の場合には甲状腺機能低下症の鑑別も重要と思われる．

　問診から先天性嗅覚障害が疑われるケースでは，鼻副鼻腔炎などの原因を除外したうえで，頭部MRIで嗅球および嗅溝の有無を確認する．性腺機能低下症を合併するカルマン症候群がよく知られているが，実際には自験例で性腺機能を含め嗅覚障害以外には発達過程で問題のないケースが少なくない．現在，先天性嗅覚障害に対して有効な治療法は存在しないため，食生活や火器についての注意点の指導が主な対応となる．嗅覚障害の方でも料理をおいしく味わえるように，みょうがやわさびなどの香辛料で三叉神経刺激を活用した調理法が一般向けの書籍[11]で紹介されている．

異嗅症の病態

　異嗅症には本来のにおいとは異なるにおいを自覚する刺激性異嗅症(parosmia)や，周囲ににおいを発するものがないのに自発的に何らかのにおいを自覚する自発性異嗅症(phantosmia)があり，感冒後嗅覚障害では前者が多いと報告されている[1]．対するに，外傷性嗅覚障害では受傷早期から自発性異嗅症の発症頻度が高いことが知られている[12]．外傷性嗅覚障害モデルマウスにおいて嗅神経切断後の嗅細胞軸索再生の過程で，嗅球内糸球体への嗅細胞軸索投射回復の障害が明らかとなっている[13]．脳震盪で嗅糸が断裂して嗅球内糸球体の嗅細胞軸索末端と二次ニューロンの房飾・僧帽細胞の連絡が途絶えると，いったんは嗅粘膜が変性するが基底細胞が温存されていれば，嗅粘膜が再生され嗅細胞軸索は嗅球へ向かって投射を始めると考えられるが，前頭蓋底の瘢痕病変などの存在により，正常な嗅球内糸球体への嗅細胞軸索投射が障害されると予想される．嗅球内糸球体を中心とする嗅球のニューラルネットワークはにおい識別に重要な働きを有するため，以上が異嗅症の病態の1つと解釈されている．

　感冒後嗅覚障害における異嗅症発症機序は，い

まだ詳細は不明であるが，近年の感冒後刺激性異嗅症患者を対象とした嗅神経イメージング解析研究によれば，基準嗅力検査域値が正常な患者群でも，嗅細胞軸索再生が不十分であることが示唆されている[14]．本来のにおいとは異なるにおいを自覚する刺激性異嗅症の病態機序は，再生過程にある嗅細胞軸索の嗅球内糸球体への投射錯誤で解釈可能であるが，外傷性嗅覚障害で自発性異嗅症が多発する理由は不明である．推測の範疇をでないが，嗅球内糸球体近傍に位置する抑制系介在ニューロンの減少や，頭部打撲による上位中枢からの抑制系入力の障害などにより，房飾・僧帽細胞の異常興奮が制御できない可能性について今後基礎的に検討する必要がある．いずれにせよ異嗅症に対する効果的な治療法は確立していないため，精神面でのサポートが重要であり，うつ傾向，食欲不振や入眠困難などの有無を確認する．

おわりに

　近年の研究により嗅覚障害の病態は多様性に富んでいることが明らかとなってきた．聴覚障害に比較すると補聴器や人工内耳のような補装具の開発もまだ研究レベルの段階であり，遅れをとっている印象ではある．一方で，嗅粘膜には経鼻的に薬物を自己投与することも可能であるため，今後嗅覚障害の薬物治療法の開発は短期間に大きく進展する可能性を秘めている．異嗅症については未だ未解明の部分が大きく，聴覚領域でいえば耳鳴症状になぞらえることができるが，両者とも対応に難渋する疾患である．さらに，病態解明につながる知見が増して，新たな治療法の糸口になることを期待したい．

謝　辞
　嗅神経イメージング解析データは，鷲山幸信先生(福島医科大学)と滝　淳一先生，他(金沢大学)との共同研究による成果の一部である．

参考文献

1) 日本鼻科学会嗅覚障害診療ガイドライン作成委員会：嗅覚障害診療ガイドライン. 日鼻誌, **56**：487-556, 2017.

2) Hummel T, Whitcroft KL, Andrews P, et al：Position paper on olfactory dysfunction. Rhinology Suppl, **54**：1-30, 2017.

3) Hoffman HJ, Ishii EK, Macturk RH：Age-related changes in the prevalence of smell/taste problems among the United States adult population. Results of the 1994 disability supplement to the National Health Interview Survey (NHIS). Ann N Y Acad Sci, **855**：716-722, 1998.

4) Schubert CR, Cruickshanks KJ, Fischer ME, et al：Olfactory impairment in an adult population：the Beaver Dam Offspring Study. Chem Senses, **37**：325-334, 2012.

5) Niimura Y, Matsui A, Touhara K：Extreme expansion of the olfactory receptor gene repertoire in African elephants and evolutionary dynamics of orthologous gene groups in 13 placental mammals. Genome Res, **24**：1485-1496, 2014. Erratum in：Genome Res, **25**：926, 2015.

6) 小坂田拓哉, 東原和成：嗅覚受容体遺伝子と嗅覚情報の伝達メカニズム. JOHNS, **33**：148-152, 2017.

7) Okamoto K, Shiga H, Nakamura H, et al：Relationship between olfactory disturbance after acute ischemic stroke and latent thalamic hypoperfusion. Chem Senses, **45**(2)：111-118, 2020.
　Summary 標準的な頭部 MRI では異常所見を認めない急性期脳梗塞患者群において, 片側の視床領域の血流低下を認める患者群では両側の嗅覚低下を生じている.

8) Shiga H, Taki J, Washiyama K, et al：Assessment of olfactory nerve by SPECT-MRI image with nasal thallium-201 administration in patients with olfactory impairments in comparison to healthy volunteers. PLoS One, **8**：e57671, 2013.
　Summary 慢性副鼻腔炎, 感冒および頭部外傷を原因とする嗅覚障害患者群では, 健常者群と比較して嗅細胞軸索の減少が示唆された.

9) 都築建三, 深澤啓二郎, 竹林宏記ほか：簡易な嗅覚評価のための「日常のにおいアンケート」. 日鼻誌, **48**：1-7, 2009.

10) Mori I, Goshima F, Imai Y, et al：Olfactory receptor neurons prevent dissemination of neurovirulent influenza A virus into the brain by undergoing virus-induced apoptosis. J Gen Virol, **83**：2109-2116, 2002.

11) 三輪高喜 (監)：カレーの匂いがわからなくなったら読む本：111-127. 主婦の友社, 2019.

12) 三輪高喜：質的嗅覚障害. MB ENT, **64**：41-46, 2006.

13) Costanzo RM：Regeneration and rewiring the olfactory bulb. Chem Senses, **30**(Suppl 1)：i133-i134, 2005.
　Summary マウスの嗅神経切断後の嗅細胞軸索再生の過程で, 同一の嗅覚受容体を有する嗅細胞は嗅球の1ヶ所の糸球体に集積せず分散する.

14) Shiga H, Okuda K, Taki J, et al：Nasal thallium-201 uptake in patients with parosmia with and without hyposmia after upper respiratory tract infection. Int Forum Allergy Rhinol, **9**：1252-1256, 2019.
　Summary 感冒後刺激性異嗅症では基準嗅力検査の平均認知域値と嗅粘膜再生に相関を認めるが, 嗅細胞軸索再生と嗅球体積の回復が不十分である.

MB ENT, 251：35-40, 2020

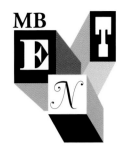

◆特集・味覚・嗅覚の診療 update

慢性副鼻腔炎による嗅覚障害の 病態と治療

都築建三*

Abstract 鼻副鼻腔の炎症は，呼吸機能と嗅覚機能の障害を引き起こす．慢性副鼻腔炎による嗅覚障害の病態には，① 鼻副鼻腔粘膜の浮腫，ポリープ，分泌物などによって，におい刺激（気体分子）が嗅粘膜（嗅神経）に到達しないことによる気導性嗅覚障害，② 嗅粘膜に遷延化した好酸球性炎症などが及ぶことによる嗅神経性嗅覚障害，③ これらを合わせもつ病態が考えられる．治療前の嗅覚を評価し，予後因子を考慮して治療を行う．治療は，薬物治療と内視鏡下副鼻腔手術（ESS）を適切に組み合わせて行う．薬物治療では，副腎皮質ステロイドが高いエビデンスで有効とされる．手術治療では，ESS で汎副鼻腔および嗅裂部を大きく開放することが必要で，術後の治療も非常に重要である．

Key words 慢性副鼻腔炎（chronic rhinosinusitis：CRS），好酸球性副鼻腔炎（eosinophilic chronic rhinosinusitis：ECRS），気導性嗅覚障害（conductive olfactory disorder），嗅神経性嗅覚障害（sensorineural olfactory disorder），内視鏡下副鼻腔手術（endoscopic sinus surgery；ESS），薬物治療（pharmacotherapy）

はじめに

慢性副鼻腔炎（chronic rhinosinusitis；CRS）は，鼻汁分泌増加により後鼻漏，咳嗽，痰，鼻粘膜腫脹により鼻腔通気性が低下して鼻閉を引き起こす[1]．また，CRS は嗅覚障害を引き起こす主因疾患であり[2]，嗅覚障害は下気道における好酸球性炎症を示唆する症候の1つであると指摘される[3]．CRS の一亜型である好酸球性副鼻腔炎（eosinophilic CRS；ECRS）[4]は，病初期から嗅覚障害を生じる．本稿では，嗅覚障害診療ガイドライン[5]に基づいてCRS による嗅覚障害の病態，手術症例の術中所見の評価，治療について述べる．

CRS による嗅覚障害の病態

嗅覚障害（olfactory disorder）の病態は，気導性（conductive），嗅神経性（sensorineural），中枢性（central）に分類される[2][5]．CRS では，鼻副鼻腔粘膜の浮腫，鼻茸，分泌物などにより，におい刺激の気体分子が嗅神経の分布する嗅裂に到達しないために気導性嗅覚障害が生じる．嗅粘膜に遷延化した炎症が及ぶと，成熟嗅細胞の障害と嗅神経の新生も障害され，嗅神経性嗅覚障害をきたして，嗅覚脱失となる[6]．

ECRS では，両側性に多発する鼻茸により鼻閉と気導性嗅覚障害が生じる．さらに，嗅粘膜の好酸球性炎症により嗅粘膜性嗅覚障害が生じる．CRS における嗅粘膜の好酸球浸潤と基底膜肥厚の程度は嗅覚障害の程度と相関し，嗅神経性嗅覚障害を生じることが示唆されている[7]．末梢血好酸球増多が嗅覚障害に影響を及ぼすことからも[8]，ECRS では重度に嗅覚障害を生じやすいことが考えられる．

CRS における術中の嗅裂部スコアリング

CRS の治療は患者 QOL に大きくかかわる．特

* Tsuzuki Kenzo，〒663-8501 兵庫県西宮市武庫川町 1-1　兵庫医科大学耳鼻咽喉科・頭頸部外科，准教授

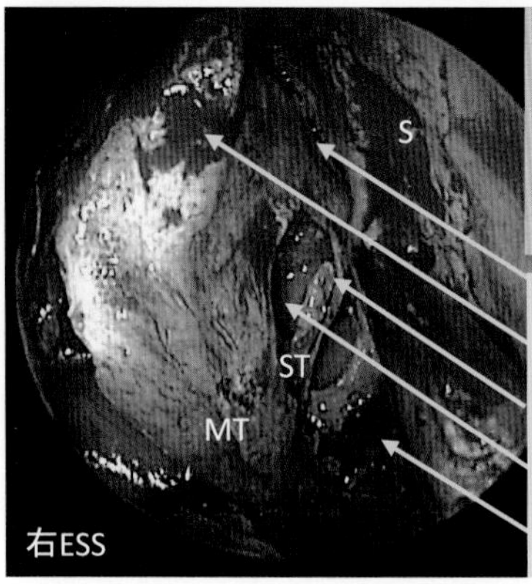

粘膜スコア
0点： 腫脹なし（normal）
1点： 浮腫 （edema）
2点： ポリープ（polyp）

1. 嗅裂天蓋 【内側・上壁】
2. 中鼻甲介 ⎫
3. 上鼻甲介 ⎬【外側壁】
4. 上鼻道 ⎭
5. 蝶篩陥凹 【後壁】

S：鼻中隔, MT：中鼻甲介, ST：上鼻甲介

	粘膜スコア	
	R (0-2)	L (0-2)
1 嗅裂天蓋		
2 中鼻甲介		
3 上鼻甲介		
4 上鼻道		
5 蝶篩陥凹		
SOCs （合計）		

図 1. 術中の嗅裂部のスコア化（SOCs）
SOCs は術中に術後の嗅覚予後を推測しうる指標
嗅裂スコア（SOCs）＝1～5 の合計（片側：0～10 点，両側：0～20 点）
S：鼻中隔，MT：中鼻甲介，ST：上鼻甲介
（文献 11 より改変）

に，内視鏡下副鼻腔手術（endoscopic sinus surgery, ESS）を行った症例においては，術後の治療は再発防止のために重要である．そこで我々は，CRS 患者の症状と QOL を評価する鼻症状アンケート（nasal symptoms questionnaire：NSQ）[9]，ESS の術中所見から術後経過を予測しうるスコア（operating score：OP スコア[10]，嗅裂スコア：scores of olfactory clefts：SOCs[11]），術後の鼻内における病変の再発率を示すスコア（endoscopic score：E スコア）[12]を提唱して，術前，術中，術後所見との関連性を報告してきた．

嗅裂スコア（SOCs）[11]：嗅覚の術後予後を推測するために考案された嗅裂部の術中所見スコアリングシステム（図 1）．SOCs は，鼻中隔含む嗅裂天蓋，中鼻甲介（鼻中隔側），上鼻甲介，上鼻道，蝶形骨洞自然口（蝶篩陥凹）の 5 部位における粘膜スコア（正常 0 点，浮腫 1 点，ポリープ 2 点）の合計である（両側で 0～20 点）．嗅覚障害を伴う CRS 手術症例において，SOCs は術前，術後 3 および 12 ヶ月の基準嗅力検査による平均認知域値と有意な相関を示した．多変量解析による ECRS 群の術後嗅覚の有意な予後不良因子として，SOCs 高値，嗅裂天蓋ポリープの存在が挙げられた．SOCs は嗅覚障害を伴う CRS において術中に嗅覚予後を推測し得る有用な指標の 1 つであることが示唆された．

CRS による嗅覚障害の治療

薬物治療と手術（ESS）を適切に組み合わせて行う．

1．薬物治療

薬物治療による嗅覚への効果が報告されている薬物として，副腎皮質ステロイドホルモン（以下，ステロイド），マクロライド系抗菌薬（以下，マクロライド），医療用漢方製剤，生物学的製剤がある[5]．

ステロイドの有効性は，経口および局所投与のいずれも無作為二重盲検試験などにより，自覚症状に加えて嗅覚検査により評価された報告が多く，高いエビデンスレベルで有効とされる．ステロイドは抗浮腫作用に加えて，タイトジャンクションのバリア機能を改善させ[13]，鼻茸縮小により気導性嗅覚障害に有効な治療薬と考えられる．CRS では，喘息合併の有無にかかわらず下気道におけるペリオスチン濃度，好酸球・好中球などの炎症細胞が増加しており，上～下気道の相互作用を鑑みた united airway disease として治療が必要と考えられる[3]．現在の喘息治療で主流になっている吸入ステロイド（inhaled corticosteroid：ICS）の経鼻呼出法は，上気道および下気道の両方の炎症を同時に治療する airway medicine として ECRS にも有用とされる[14]．

マクロライド（EM，CAM，RXM）内服投与の嗅覚への効果に関して，本邦の諸報告があるが，自覚症状の改善率が17〜71％と幅広く，いずれも嗅覚検査による評価ではない．RXM の嗅覚への効果が嗅覚検査により評価された報告では，有意な改善がなかった．これらからマクロライドの嗅覚への効果のエビデンスは不十分とされる．医療用漢方製剤の嗅覚への効果に関しても，小青竜湯などの報告があるが，症例数が少なくエビデンスは不十分である．

嗅神経性嗅覚障害に対する治療は薬物治療が主体となるが，治療効果が得られずに難渋する例も多い．近年では，重症喘息に適応がある生物学的製剤，omalizumab（ヒト化抗 IgE 抗体）[15]，dupilumab（ヒト IL-4Rα 抗体）[16][17]，mepolizumab（ヒト化抗 IL-5 モノクローナル抗体）[18]，benralizumab（ヒト化抗 IL-5 受容体α モノクローナル抗体）[19]が，鼻茸を伴う CRS（CRSwNP）に有効であると報告される．2020 年には dupilumab が難治性の CRSwNP に保険適用となった．嗅覚への直接的効果についても今後の研究が期待される．

2．内視鏡下副鼻腔手術（ESS）

薬物治療によっても鼻茸や鼻副鼻腔粘膜腫脹が残存すれば，気導性嗅覚障害を改善させる目的に ESS の適応となる．術前には，嗅神経性嗅覚障害の可能性，ECRS の嗅覚障害は易再発性で難治性であること，手術を行わなかった場合の経過などについて，十分にインフォームドコンセントを行い患者に理解してもらう．

術前に副鼻腔炎が重度であるほど嗅覚障害が重度[20]で，術中も炎症が強いため[10]，術前の薬物治療による消炎も有用な治療の1つと考えられる．術前のステロイド投与は周術期の喘息発作予防，副鼻腔炎を抑制して，術中出血の減少，手術時間の短縮となりうる．術前のステロイドの効果は，術後の嗅覚予後を予測しうる指標の1つと考えられる[21]．ただし，病理組織診断を目的とした手術症例では，術前のステロイド投与を避ける．

ESS では副鼻腔および嗅裂部を大きく開放する．残存蜂巣のない汎副鼻腔開放（IV型）と嗅裂部の気流確保を目標とする．ナビゲーションシステムを使用できれば，より安全かつ確実に施術できる．篩骨洞病変が残存すると鼻甲介が腫脹して嗅裂部の通気性が低下しうる[22]．特に，後部篩骨洞病変が残存すると，隣接した上鼻甲介に炎症が波及してポリープ状腫脹を生じた結果，嗅覚が低下する可能性がある．蝶形骨洞病変が残存すると，蝶篩陥凹の粘膜腫脹により後鼻孔から（retronasal）の嗅覚刺激が抑制される．前頭洞排泄路の手術操作が不十分であると再発が早まるため[23]，骨面を露出させずに同部位を大きく開放してポリープ病変を切除する．

嗅裂部天蓋のポリープ病変は，40°あるいは90°の彎曲マイクロデブリッダーで切除する．嗅裂部のスペースは狭いため，隣接した粘膜同士を切除すると術後に癒着を生じ，かえって嗅覚低下の原因となる．また鼻中隔側の粘膜の過度な切除は骨面が露出して，術後の癒着や嗅覚予後に悪影響をきたすため回避する[22]．上鼻道はポリープ病変を認めることが多いため[10]，確実に切除して大きく広げる．上鼻甲介蜂巣があれば，確実に開放して後部篩骨蜂巣へ交通させる．上鼻甲介嗅裂側の粘膜は温存する．ESS 終了時には，嗅裂部にステロイド（トリアムシノロン）を含有したゼルフォームを留置する治療法が嗅覚改善に有用である[24]．

気導性嗅覚障害例は手術により嗅覚の改善が期待できる．鼻内創部が安定した術後1〜3ヶ月には，嗅覚が回復する例も多い（図2）．しかし，その後は嗅覚機能が低下する報告もある[21][25]．術後に嗅裂部の通気性の改善が維持されても，嗅覚障害が残存すれば嗅神経性嗅覚障害が考えられる（図3）．これらの嗅覚予後については，前述の如く術前に十分なインフォームドコンセントが必要である．当科の検討では，術後3〜6ヶ月のステロイド非使用での嗅覚改善率は52〜59％であった[25]．ステロイド使用により局所炎症が制御ができれば，より良好な結果が得られると期待できる[26]．ガイドライン[5]によれば，諸報告を鑑みた嗅覚改善率

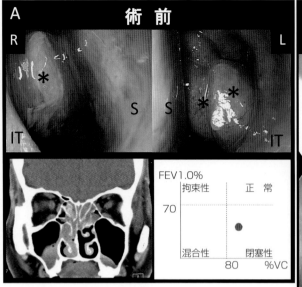

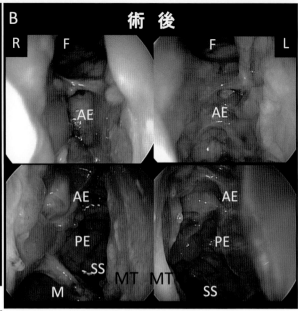

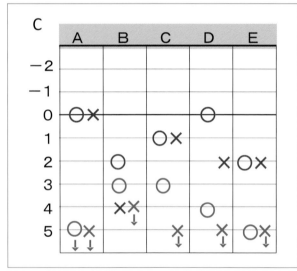

図 2.
好酸球性副鼻腔炎，アスピリン喘息
JESREC スコア 11 点，鼻茸病理該当あり，確定診断（中等症）

A：術前鼻内視鏡（上段）は両側鼻茸（＊），副鼻腔 CT（冠状断，左下段）は篩骨洞優位，呼吸機能検査所見（右下段）は閉塞性障害を示す

B：術後 2 ヶ月の鼻内視鏡所見

C：基準嗅力検査（平均検知域値／平均認知域値）は，術前（青：4.2/5.8：脱失），術後 2 ヶ月（赤：1.0/1.8：治癒）．術前の静脈性嗅覚検査は潜間 17 秒，持続時間 65 秒

S：鼻中隔，IT：下鼻甲介，MT：中鼻甲介，F：前頭洞，AE：前部篩骨洞，PE：後部篩骨洞，M：上顎洞，SS：蝶形骨洞

は約 70％ と報告されている．術後の嗅覚予後不良因子は，男性，高齢者，長期罹病，末梢血好酸球増多，気管支喘息，アスピリン喘息，好酸球性中耳炎，重症の副鼻腔炎，鼻副鼻腔手術既往，鼻茸術後再発，重症の嗅覚障害，静脈性嗅覚検査の無反応，喫煙などが挙げられている．

CRS は術後治療も患者 QOL の維持と再発予防のために非常に重要である．特に，術中に炎症所見が強かった例は，鼻内病変の増悪が早まるために注意が必要である[10]．術後の局所治療として，トリアムシノロン含有酸化セルロース貼付剤を嗅裂部および篩骨洞に挿入する治療法は，ステロイドによる副反応は少なく，自覚症状，特に嗅覚の改善，Lund-Mackay scoring system による CT スコアの低下，内服ステロイドの使用量減少が期待できる有用な治療である[26]．

おわりに

本稿は CRS による嗅覚障害の病態，術中評価，治療法について述べた．治療前の嗅覚を正確に評価し，予後因子を考慮して治療を行う．気導性嗅覚障害では手術が有用である．術中に炎症所見の強い症例では，特に術後治療も非常に重要である．嗅神経性嗅覚障害の存在にも注意する．生物学的製剤の嗅覚に対する効果は今後期待される．

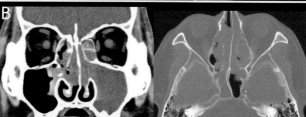

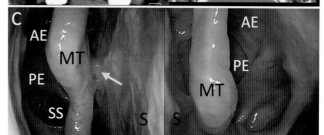

図 3.

好酸球性副鼻腔炎，成人発症の喘息
JESREC スコア 11 点，鼻茸病理該当あり，確定
診断（中等症）

　A：術前内視鏡．鼻茸（矢印）により嗅裂部が
　　完全に閉塞している
　B：術前副鼻腔CT（左：冠状断，右：軸位断）．
　　嗅裂部は完全に閉塞している
　C：術後内視鏡所見（2 年 9 ヶ月）．右側中鼻道
　　と鼻中隔が一部癒着（矢印）を認めるが，両
　　側嗅裂部と副鼻腔の管腔は保たれている

基準嗅力検査（平均検知域値／平均認知域値）は，
術前，術後 3 ヶ月，1 年，2 年 9 ヶ月でいずれも
脱失（5.8/5.8）で不変．術前の静脈性嗅覚検査は
無反応
S：鼻中隔，IT：下鼻甲介，MT：中鼻甲介，AE：
前部篩骨洞，PE：後部篩骨洞，SS：蝶形骨洞

参考文献

1) Fokkens WJ, Lund VJ, Mullol J, et al：European position paper on rhinosinusitis and nasal polyps 2012. Rhinol Suppl, **23**：1-298, 2012.

2) Hummel T, Whitcroft KL, Andrews P, et al：Position paper on olfactory dysfunction. Rhinol Suppl, **54**(26)：1-30, 2017.

3) Kanemitsu Y, Suzuki M, Fukumitsu K, et al：A novel pathophysiologic link between upper and lower airways in patients with chronic rhinosinusitis：Association of sputum periostin levels with upper airway inflammation and olfactory function. World Allergy Organ J, **13**(1)：100094, 2020.
   Summary CRS 患者の下気道におけるペリオスチン濃度と炎症細胞（好酸球・好中球）の増加は，上気道と下気道の相互作用を示唆し，嗅覚障害も下気道における好酸球性炎症の潜在的な指標となり得る．

4) Fujieda S, Imoto Y, Kato Y, et al：Eosinophilic chronic rhinosinusitis. Allergol Int, **68**(4)：403-412, 2019.

5) 嗅覚障害診療ガイドライン作成委員会：嗅覚障害診療ガイドライン．日鼻誌，**56**：487-556, 2017.

6) Kern RC：Chronic sinusitis and anosmia：Pathologic changes in the olfactory mucosa. Laryngoscope, **110**(7)：1071-1077, 2000.

7) Soler ZM, Sauer DA, Mace J, et al：Relationship between clinical measures and histopathologic findings in chronic rhinosinusitis. Otolaryngol Head Neck Surg, **141**(4)：454-461, 2009.

8) Hox V, Bobic S, Callebaux I, et al：Nasal obstruction and smell impairment in nasal polyp disease：Correlation between objective and subjective parameters. Rhinology, **48**(4)：426-432, 2010.

9) Saito T, Tsuzuki K, Nishikawa H, et al：Nasal symptoms questionnaire：our proposed scoring system and prognostic factors in chronic rhinosinusitis. ORL J Otorhinolaryngol Relat Spec, **80**(5-6)：296-306, 2018.

10) Tsuzuki K, Hashimoto K, Okazaki K, et al：Post-operative course prediction during endoscopic sinus surgery in patients with chronic rhinosinusitis. J Laryngol Otol, **132**(5)：408-417, 2018.

11) Okazaki K, Tsuzuki K, Hashimoto K, et al：Usefulness of our proposed olfactory scoring system during endoscopic sinus surgery in

patients with chronic rhinosinusitis. Eur Arch Otorhinolaryngol, **275**(2)：415-423, 2018.
Summary　CRS による嗅覚障害に対する ESS 例において，嗅裂部の術中所見スコアリング（SOCs）は，嗅覚予後を推測し得る有用な指標の 1 つである．

12) Tsuzuki K, Hinohira Y, Takebayashi H, et al：Novel endoscopic scoring system after sinus surgery. Auris Nasus Larynx, **41**(5)：450-454, 2014.

13) Yukitatsu Y, Hata M, Yamanegi K, et al：Decreased expression of VE-cadherin and claudin-5 and increased phosphorylation of VE-cadherin in vascular endothelium in nasal polyps. Cell Tissue Res, **352**(3)：647-657, 2013.

14) Kobayashi Y, Yasuba H, Asako M, et al：HFA-BDP Metered-Dose inhaler exhaled through the nose improves eosinophilic chronic rhinosinusitis with bronchial asthma：A blinded, placebo-controlled study. Front Immunol, **9**：2192, 2018.

15) Gevaert P, Calus L, Van Zele T, et al：Omalizumab is effective in allergic and nonallergic patients with nasal polyps and asthma. J Allergy Clin Immunol, **131**(1)：110-116, 2013.

16) Bachert C, Mannent L, Naclerio RM, et al：Effect of subcutaneous dupilumab on nasal polyp burden in patients with chronic sinusitis and nasal polyposis：a randomized clinical trial. JAMA, **315**(5)：469-479, 2016.

17) Bachert C, Han JK, Desrosiers M, et al：Efficacy and safety of dupilumab in patients with severe chronic rhinosinusitis with nasal polyps（LIBERTY NP SINUS-24 and LIBERTY NP SINUS-52）：results from two multicentre, randomised, double-blind, placebo-controlled, parallel-group phase 3 trials. Lancet, **394**(10209)：1638-1650, 2019.
Summary　CRSwNP 患者に dupilumab は重篤な有害事象なく有効である．

18) Gevaert P, Van Bruaene N, Cattaert T, et al：Mepolizumab, a humanized anti-IL-5 mAb, as a treatment option for severe nasal polyposis. J Allergy Clin Immunol, **128**(5)：989-995. e1-8, 2011.

19) Tsurumaki H, Matsuyama T, Ezawa K, et al：Rapid Effect of Benralizumab for Hypereosinophilia in a Case of Severe Asthma with Eosino-philic Chronic Rhinosinusitis. Medicina(Kaunas), **55**(7)：336, 2019.

20) Saito T, Tsuzuki K, Yukitatsu Y, et al：Correlation between olfactory acuity and sinonasal radiological findings in adult patients with chronic rhinosinusitis. Auris Nasus Larynx, **43**(4)：422-428, 2016.

21) Bogdanov V, Walliczek-Dworschak U, Whitcroft KL, et al：Response to Glucocorticosteroids Predicts Olfactory Outcome After ESS in Chronic Rhinosinusitis. Laryngoscope, **130**(7)：1616-1621, 2020.
Summary　CRSwNP におけるステロイドの術前投与の効果は術後の嗅覚予後を予測しうる．

22) 志賀英明，三輪高喜：はなづまりと嗅覚障害．MB ENT, **241**：17-22, 2020.

23) Tsuzuki K, Hashimoto K, Okazaki K, et al：Predictors of disease progression after endoscopic sinus surgery in patients with chronic rhinosinusitis. J Laryngol Otol, **133**(8)：678-684, 2019.

24) Bardaranfar MH, Ranjbar Z, Dadgarnia MH, et al：The effect of an absorbable gelatin dressing impregnated with triamcinolone within the olfactory cleft on polypoid rhinosinusitis smell disorders. Am J Rhinol Allergy, **28**(2)：172-175, 2014.
Summary　ESS 終了時に，嗅裂部にステロイド（トリアムシノロン）を含有したゼルフォームを留置する方法が嗅覚改善に有用である．

25) Oka H, Tsuzuki K, Takebayashi H, et al：Olfactory changes after endoscopic sinus surgery in patients with chronic rhinosinusitis. Auris Nasus Larynx, **40**(5)：452-457, 2013.
Summary　好酸球性副鼻腔炎の嗅覚障害は，術後一時に軽快するが術後 1 年以降は低下するため，長期に薬物治療と経過観察が必要である．

26) Konno W, Kashiwagi T, Tsunemi Y, et al：Long-term postoperative control of eosinophilic chronic rhinosinusitis recurrence by inserting a steroid-eluting, sinus-bioabsorbable device reduces the dosage of oral steroid. Auris Nasus Larynx, **46**(3)：365-373, 2018.
Summary　ECRS 術後治療として，トリアムシノロン含有酸化セルロース貼付剤を嗅裂部および篩骨洞へ挿入する局所治療は，ステロイドによる副反応の影響も少なく嗅覚が改善しうる有用な治療法である．

MB ENT, 251：41-48, 2020

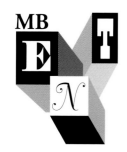

◆特集・味覚・嗅覚の診療 update

感冒後嗅覚障害の病態と治療

近藤健二*

Abstract 感冒後嗅覚障害は感冒罹患後に上気道炎症状が消失したあとも嗅覚障害が持続する状態であり，臨床統計上嗅覚障害の3大原因疾患の1つである．発症は中高年齢の女性に多く，異嗅症，味覚障害を訴える例が多い．病態生理は嗅粘膜および嗅覚伝導路にウイルスが感染し，組織を傷害し発症する神経性嗅覚障害の一種であると考えられており，インフルエンザウイルスをはじめとする複数のウイルス種が関与する．診断は問診および他の原因による嗅覚障害を否定するための除外診断によってなされ，内視鏡検査および鼻副鼻腔のCT検査はいずれも病変を認めないことが多い．治療は当帰芍薬散をはじめとして各種の薬剤が試されており，また嗅素を使った嗅覚刺激療法が有効と報告されている．感冒後嗅覚障害は自然治癒のある疾患であり，長期に経過観察を行うと治癒に至る例が増える．また，初診時に軽症である場合は回復する率が高く，初診時に重症である場合は回復傾向が乏しいとされている．

新型コロナウイルス感染の拡大に伴い，本疾患では発症時に嗅覚・味覚障害が高率に合併することが報告された．通常の感冒後嗅覚障害と比較して特徴的な違いもあり，今後の研究が待たれる．

Key words 刺激性異嗅症(parosmia)，インフルエンザ(influenza)，嗅覚刺激療法(olfactory training)，当帰芍薬散(tokishakuyakusan)，新型コロナウイルス感染症(COVID-19)

感冒後嗅覚障害とは

感冒後嗅覚障害(postviral olfactory dysfunction；PVOD)は，感冒すなわち上気道のウイルス感染罹患後に上気道炎症状が消失したあとも嗅覚障害が持続する状態と定義されている[1)2)]．急性上気道炎(いわゆる「かぜ症候群」)罹患時には多くの人が鼻閉，鼻汁，くしゃみなどの鼻炎症状を自覚し，その際しばしば嗅覚低下にも気づく．しかしその場合，嗅覚障害は多くが鼻粘膜の腫れや鼻汁の増加によってにおい物質が嗅神経まで到達できないために起こる気導性嗅覚障害であり，鼻炎症状の消失に伴って回復する．しかし，少数の患者では鼻炎症状が消失したあとも嗅覚障害が持続する．本疾患はこのような嗅覚障害を指す言葉である．

本稿では嗅覚診療ガイドライン[3)]の内容に沿って，一部最新のデータも加えながら感冒後嗅覚障害の疫学，臨床像，病態，治療について概説する．

感冒後嗅覚障害の疫学

感冒後嗅覚障害は慢性副鼻腔炎による嗅覚障害，頭部外傷後嗅覚障害と並んで臨床統計上嗅覚障害の3大原因疾患の1つである[4)~6)]．嗅覚外来を受診した患者に占める割合は本邦，海外の報告とも20~30%程度である[4)~6)]．急性上気道炎に罹患した場合の感冒後嗅覚障害の発症率は極めて低いと想像されるが，急性上気道炎の罹患数が不明であるので，感冒後嗅覚障害の発症率を正確に把握することは困難である．

発症は中高年齢の女性に多いとする報告がほと

---

* Kondo Kenji, 〒113-8655 東京都文京区本郷7-3-1 東京大学大学院医学系研究科耳鼻咽喉科学教室, 准教授

んどであり，受診患者の平均年齢は50代，男女比は1：2〜1：4と報告されている[6)〜8)]．このように発症が女性に多い原因は現時点では不明である．

感冒後嗅覚障害の臨床症状

患者は，まず上気道炎症状が持続している間に嗅覚障害を自覚する．その時の鼻炎症状はいつもより重症であったと訴えることが多い．患者は多くの場合，嗅覚障害はいずれ改善するものと考え医療機関をすぐには受診しない．そのため，発症（上気道炎罹患）と医療機関受診の間には数週間〜数ヶ月の時間差があり，受診時に鼻内の局所所見や画像検査で異常を認めないことが多い．したがって，上気道炎罹患後に嗅覚低下を自覚したという病歴が本疾患の診断の決め手となる．

感冒後嗅覚障害では異嗅症を自覚する症例が多い[9)〜11)]．異嗅症には本来のにおいとは異なるにおい（通常こげくさいにおい）を自覚する刺激性異嗅症（parosmia）や周囲ににおいを発するものがないのに自発的に何らかのにおいを自覚する自発性異嗅症（phantosmia）があり，感冒後嗅覚障害では前者が多いと報告されている[9)〜11)]．たとえば，Redenらの392人の嗅覚障害患者の報告[9)]では，感冒後嗅覚障害の刺激性異嗅症の割合（56%）は外傷性嗅覚障害（14%），鼻副鼻腔炎による嗅覚障害（28%）に比べて高頻度であり，一方，自発性異嗅症は感冒後嗅覚障害患者の12%に認めるのみであった．異嗅症は嗅覚低下と同時に発症する場合と遅発性に生じる場合がある．

臨床的に味覚障害を訴える例が非常に多いが，その多くは味覚低下を自覚するが味覚検査で異常を認めない風味障害であるとされている．

感冒後嗅覚障害の病態生理

嗅粘膜および嗅覚伝導路にウイルスが感染し，組織を傷害し発症すると考えられており[12)]，神経性嗅覚障害の一種である．感冒後嗅覚障害の患者は発症後長期間たってから医療機関に受診するため，原因ウイルスを臨床検体から同定することは容易ではないが，過去に原因ウイルスに関するいくつかの検討が行われている．Suzukiら[13)]は感冒後嗅覚障害患者から鼻汁を採取し，PCR法にてライノウイルス，コロナウイルス，パラインフルエンザウイルス，EBウイルスを検出している．これらの中でライノウイルスが最も高頻度に検出されたことからライノウイルスが主要原因ウイルスと推測している．また，Konstantinidisら[14)]は感冒後嗅覚障害の発症頻度が季節で変動し，3月と5月に最多であると報告した．前者はインフルエンザ罹患のピークに相当し，後者はパラインフルエンザウイルスtype 3との関連が想定されると考察した．Sugiuraら[15)]は，同じく感冒後嗅覚障害の月別の発生頻度とウイルスの検出頻度を検討し，前者は6月に最多であり，パラインフルエンザウイルスtype 3が同時期に高頻度に分離されることから，これと嗅覚障害発症との関連を推測している．Wangら[16)]も下鼻甲介の粘膜のRT-PCRを行い，パラインフルエンザウイルスtype 3が対照群では9.1%のみに検出されたのに対し，感冒後嗅覚障害患者では88.0%に検出され，原因ウイルスではないかと推測している．

インフルエンザウイルスは迅速診断が可能のため，感染が明確に診断できる．筆者の経験ではインフルエンザ罹患後に嗅覚障害が残存する例は確実にあり，原因ウイルスの1つと考えられる．エビデンスはないが，A型よりB型のほうが発症者が多い印象がある．Potterら[17)]は北米の587人の感冒後嗅覚障害例の後ろ向き解析で，症例をインフルエンザ群と非インフルエンザ群に分けて発症時期を調べたところ，インフルエンザ群では12〜3月の寒冷期に発症が多く，一方，非インフルエンザ群では4〜7月に多かったが，重症度は寒冷期のほうが高かったと報告している．

ウイルスによる神経障害の主座に関しては，ヒトの嗅粘膜生検の組織学的検討および動物モデルの検討から，神経上皮および感覚細胞である嗅神経細胞の傷害があるとする末梢説，さらにウイルスが嗅神経を介して嗅球に到達し，そこより中枢

領域で神経組織を傷害するという中枢説およびその両者の関与が想定されている[18)19)].

感冒後嗅覚障害の臨床検査

前述のように感冒後嗅覚障害の診断は上気道炎症状が消失しても嗅覚障害が持続するという症状が決め手となる．したがって，行われる臨床検査は他の原因による嗅覚障害を否定するための除外診断および嗅覚障害の程度の評価目的となる．前者の検査としては鼻腔内の病変の有無，特に嗅裂部の病変の有無を確認するための内視鏡検査および鼻副鼻腔のCT検査であるが，いずれも病変を認めないことが多い．一方，後者は各種の嗅覚検査であり，本邦では保険収載の嗅覚検査として基準嗅力検査と静脈性嗅覚検査が施行される．検査法は国によって異なり，米国では University of Pennsylvania Smell Identification Test（UPSIT）がよく用いられ，欧州では Sniffin' Sticks test が用いられる．検査法の違い，障害度の判定基準の違いから海外のデータを直接本邦のデータと比較することは困難である．基準嗅力検査では現状の重症度を評価するが，中等症以上が大半で高度低下，脱失例が半分以上を占める[2)6)]．頭部外傷による嗅覚障害，慢性副鼻腔炎による嗅覚障害に比べると平均的な障害程度は軽いことが多い[4)6)]．しかし，臨床上の特徴として，嗅覚障害の重症度と自覚的な障害の程度は必ずしも相関せず，嗅覚検査上の障害が中等度であっても自覚的にはほとんどにおわないと訴えることもある．

感冒後嗅覚障害の特徴として，静脈性嗅覚検査で嗅感なしであるにもかかわらず基準嗅力検査が脱失していない症例がある[20)]．この点は慢性副鼻腔炎による嗅覚障害において，静脈性嗅覚検査で無反応な例ではほとんどが基準嗅力検査で脱失である点と対照的である．この原因は十分解明されていない．

感冒後嗅覚障害の治療

感冒後嗅覚障害は嗅神経性嗅覚障害であり，症状の回復には神経伝導路の再生が必要である．本邦では治療薬として亜鉛製剤，漢方製剤，ステロイド点鼻および内服，ビタミン製剤，代謝改善薬などが使用されている．現時点で国際的に高いエビデンスに基づいて感冒後嗅覚障害に用いられている薬物治療は存在しないが[3)21)]，近年いくつかの薬物治療に関する臨床研究が施行されている．また，嗅覚刺激療法が嗅覚の改善に有効というエビデンスが蓄積されつつある．留意すべきはこれらの研究の対象患者に発症後長期的に経過した患者が多く含まれることである．したがって，発症早期に投薬を開始した場合に有効かどうか，という点については十分な情報は得られておらず，今後の検討課題である．

1．亜鉛製剤

亜鉛は酵素活性に関与する微量元素であり，特に細胞増殖にかかわる酵素と関連が深いため，感覚細胞の新陳代謝がある嗅覚器，味覚器の機能維持に必要と考えられている．このような背景に基づいて亜鉛製剤は嗅覚障害，味覚障害に長く使用されてきているが，過去の研究では感冒後嗅覚障害に対する亜鉛補充の効果は明確には示されていない．Henkin ら[22)]は2重盲検のプラセボ対照試験で亜鉛投与群はプラセボを上回る改善効果がみられなかったと報告している．また，Aiba らは184人の感冒後嗅覚障害患者を3群に分け，第1群は硫酸亜鉛で，第2群は点鼻ステロイド＋複合ビタミンB＋硫酸亜鉛で，第3群は点鼻ステロイド＋複合ビタミンで治療を行ったところ，外傷性嗅覚障害の症例では亜鉛を含む群が有意な改善効果を示したが，感冒後嗅覚障害では有意差はみられなかったと報告している[23)]．古田らは感冒後嗅覚障害の治療前に血清亜鉛値を測定し，①患者の約半数が正常範囲，半数が低値であった，②血清亜鉛値正常群は低値群に比べて嗅覚の改善度が高かった，③血清亜鉛低値群においては亜鉛投与群が非投与群より嗅覚の改善度が高い傾向にあった，と報告している[24)]．

2．漢方製剤

三輪は当帰芍薬散を感冒後嗅覚障害患者に投与し，ステロイド点鼻を使用した従来の治療法に比較して改善率が高かったと報告している[25]．Nodaらはマウスに抗甲状腺薬メチマゾールを投与して実験的に嗅粘膜障害を惹起し，当帰芍薬散の投与を行うと対照群に比べ嗅球の神経栄養因子の発現が多く，嗅神経上皮の再生も早かったと報告した[26]．現在，感冒後嗅覚障害に対する当帰芍薬散の効果が多施設共同のランダム化比較試験で検討中である．

3．副腎皮質ステロイド

ステロイドは炎症性サイトカインの産生を強力に抑制することで組織の炎症や2次的な組織破壊を軽減する作用があり，炎症性疾患の治療，とくに神経疾患に対しては広く用いられている．嗅覚障害では鼻粘膜の浮腫による気導性嗅覚障害が主体の慢性副鼻腔炎による嗅覚障害では有効性が認められているが，一方，感冒後嗅覚障害ではその有効性に議論がある．

Ikeda らの報告[27]では慢性副鼻腔炎と感冒後嗅覚障害の患者に対してステロイドの全身投与を行い，前者ではステロイド使用の前後で有意な認知域値の改善があったが，後者では有意差が認められなかった．しかし，感冒後嗅覚障害の患者の一部はステロイド投与後に域値の改善を示し，急性の嗅粘膜障害で可逆性のある時期にはステロイド投与が有効かもしれないと考察している．Heilmann ら[28]は同様に感冒後嗅覚障害に対して局所・全身ステロイドを投与し，局所投与では有意差がなかったが，全身投与では感冒後嗅覚障害群でステロイド使用前後に有意な嗅覚スコアの改善をみたと報告している．

4．嗅覚刺激療法

Hummel ら[29]は 35 人の感冒後嗅覚障害患者を含む 56 人の嗅覚障害患者を 2 群に分け，1 群は 4 種類の香り（合成のバラ，ユーカリ，レモン，クローブ）を 1 日に 2 回ずつ，12 週間にわたって嗅ぐ訓練を施行し，もう 1 群は訓練を行わず，訓練期間の前後に嗅覚テストを行ったところ，訓練群では嗅覚スコアが有意に改善していた．この研究をきっかけに嗅覚刺激療法の検討が各国で行われ，現時点では感冒後嗅覚障害に対するもっともエビデンスの確立した治療法となっている．

すでにいろいろな変法も検討されている．例えばGeißler らは 39 人の感冒後嗅覚障害患者にさらに長期間（32 週）の刺激療法を行い，79%の患者で改善を得たと報告している[30]．ドイツで感冒後嗅覚障害 174 人の患者（発症後 24 ヶ月以内）を対象に多施設共同のランダム化クロスオーバー試験が施行されたが，その結果，高濃度の嗅素を用いたトレーニングは低濃度の嗅素を用いたトレーニングより有効性が高かったと報告されている[31]が，一方，提示する嗅素の濃度[32]や分子量[33]はあまり効果に影響しないという報告もある．さらに，原法の 4 つの嗅素だけではなく 3 ヶ月に 1 回嗅素の種類を変えて合計 12 種類の嗅素を用いたほうが治療効果が高いという研究[34]があるが，一方，嗅素を 2 ヶ月おきに変更しても有意な効果の差はなかったという論文[35]もあり，情報は一定しておらずまだ追加の研究が必要な状況である．

メタアナリシスの結果では嗅覚刺激療法は閾値よりも識別能，同定能により効果があり[36][37]，中枢の効果が示唆されるという結果になっている．実際，嗅覚刺激療法で嗅覚伝導路の脳構造に変化がみられるという論文もある[38][39]．一方，嗅電位の測定から嗅覚刺激療法は末梢の嗅覚器にも効果が示唆されている[40]．実験動物においては可逆性の鼻栓で嗅覚を刺激すると嗅粘膜傷害後の神経再生が不良になるという結果があり[41]，嗅覚刺激は末梢嗅覚器の機能維持にも重要と思われる．

5．その他

まだ，研究段階の報告ではあるが，感冒後嗅覚障害に対してビタミンAの点鼻療法[42]が有効という報告，また閾値の一時的な改善にクエン酸ナトリウムの点鼻療法が有効という報告[43]がある．いずれも後ろ向きの解析であり，今後の前向きの比較試験が待たれる．

感冒後嗅覚障害の予後

　嗅機能の評価法は国際的に統一することが難しく，また改善の基準も異なっているため欧米と本邦の臨床データを単純に比較することは難しいが，本邦の報告では日本鼻科学会の嗅覚検査検討委員会の基準に基づいて三輪[25]が当帰芍薬散を使用して治癒・軽快を含めた改善率が 74.5%，また小河ら[44]はビタミン B_{12}，ATP 製剤および当帰芍薬散を中心に用いた治療を施行し 3 ヶ月では改善率 50%，治療 6 ヶ月では改善率 67% と報告している．一方，自然治癒過程を追跡した海外での報告では，Reden ら[45]は 262 人の患者のうち平均観察期間 13 ヶ月で 32% が改善を示し，若年者のほうが高齢者より良好であったとしている．また，36 ヶ月の経過観察を行った Duncan ら[46]は，62%の患者で改善があったと報告している．また，改善率は発症後の時間経過と相関し，長期に経過観察を行うと治癒に至る例が増える[47]．

　嗅覚機能の予後は初診時の嗅覚検査に基づいた重症度と相関し，初診時に軽症である場合は回復する率が高く，初診時に重症である場合は回復傾向が乏しいとされている[48][49]．また，Horikiri らは静脈性嗅覚検査の潜時と嗅覚障害の予後が有意に相関すると報告している[50]．一方，感冒罹患後嗅覚検査では静脈性嗅覚検査の反応の有無は必ずしも予後と相関せず，初診時静脈性嗅覚検査で無反応である症例でも治癒に至る例もあるという報告もある[20][51]．

付記：新型コロナウイルス感染による嗅覚障害

　本稿を執筆している 2020 年 4 月現在，全世界で新型コロナウイルス感染が猛威をふるっている．本疾患では不顕性感染や軽度の上気道炎症状にとどまる症例が多いが，一部の患者は肺炎が重症化して人工呼吸器管理が必要となる．死亡率もインフルエンザウイルス感染より高く，すでに世界で 200 万人以上が感染し，14 万人以上が死亡している．これらは陽性と判定された人だけで，実際にはさらに多くの人がウイルスに感染，死亡に至っていると考えられる．

　本疾患の感染が拡大し，症状の解析が進んで，新型コロナウイルス感染では発症時に嗅覚・味覚障害が高率に合併することが報告された．重症化する人だけではなく，上気道炎症状が明らかではなく嗅覚・味覚障害だけを呈する陽性患者もいることが明らかとなっている．

　まだ情報が入り始めて 1 ヶ月程度であるが，すでに各国から速報が報告されている．これらによると，陽性患者のうち嗅覚・味覚障害を自覚した人の割合は 80% 以上と非常に高率である[52]が，入院を必要としない軽症の患者に多い[53]．障害の程度としては脱失の割合が多く，また上気道炎症状が消失してから 14 日以内にほぼ全例が改善すると報告されている[52]．早期の改善が通常の感冒後嗅覚障害と比較して特徴的であるが，症例報告では新型コロナウイルス感染で嗅覚障害を呈した患者の副鼻腔 CT では嗅裂に限局した粘膜の浮腫が起こっていることが報告された[54]．したがって，本嗅覚障害の病態は神経障害ではなく，限局した気導性嗅覚障害なのかもしれない．もしそうだとすると，他の上気道炎に合併する嗅覚障害にも同様の病態が存在し，短期で治癒するため見過ごされている可能性もある．今後のデータの蓄積が待たれる．

参考文献

1) Seiden AM：Postviral olfactory loss. Otolaryngol Clin North Am, **37**：1159-1166, 2004.
2) 小林正佳：疾患と病態生理　感冒後嗅覚障害. JOHNS, **28**：567-571, 2012.
3) 三輪高喜，池田勝久，小河孝夫ほか：嗅覚障害診療ガイドライン．日鼻誌，**56**：487-556, 2017.
4) Deems DA, Doty RL, Settle RG, et al：Smell and taste disorders, a study of 750 patients from the University of Pennsylvania Smell and Taste Center. Arch Otolaryngol Head Neck Surg, **117**：519-528, 1991.
Summary 北米の標準的な嗅覚検査キットである UPSIT を用いて様々な病態の嗅覚障害の

臨床像を記載した原典的論文.

5) Mori J, Aiba T, Sugiura M, et al：Clinical study of olfactory disturbance. Acta Otolaryngol Suppl, **538**：197-201, 1998.

6) 篠 美紀, 滝口修平, 櫛橋幸民ほか：嗅覚外来を受診した症例の臨床的検討. 耳鼻臨床, **104**：703-708, 2011.

7) Fark T, Hummel T：Olfactory disorders：distribution according to age and gender in 3,400 patients. Eur Arch Otorhinolaryngol, **270**：777-779, 2013.

8) 木村恭之, 作本 真, 山本 環ほか：感冒罹患後嗅覚障害の臨床的検討. 耳鼻展望, **34**：647-652, 1991.

9) Reden J, Maroldt H, Fritz A, et al：A study on the prognostic significance of qualitative olfactory dysfunction. Eur Arch Otorhinolaryngol, **264**：139-144, 2007.

10) 三輪高喜：質的嗅覚障害. MB ENT, **64**：41-46, 2006.

11) 木村恭之, 三輪高喜, 坂下英雄ほか：異嗅症の臨床的検討. 日耳鼻会報, **95**：51-57, 1992.

12) Leopold D：A Perplexing Olfactory Loss. Arch Otolaryngol Head Neck Surg, **126**：803, 2000.

13) Suzuki M, Saito K, Min WP, et al：Identification of viruses in patients with postviral olfactory dysfunction. Laryngoscope, **117**：272-277, 2007.

14) Konstantinidis I, Haehner A, Frasnelli J, et al：Post-infectious olfactory dysfunction exhibits a seasonal pattern. Rhinology, **44**：135-139, 2006.

15) Sugiura M, Aiba T, Mori J, et al：An epidemiological study of postviral olfactory disorder. Acta Otolaryngol Suppl, **538**：191-196, 1998.

16) Wang JH, Kwon HJ, Jang YJ：Detection of parainfluenza virus 3 in turbinate epithelial cells of postviral olfactory dysfunction patients. Laryngoscope, **117**：1445-1449, 2007.

17) Potter MR, Chen JH, Lobban NS, et al：Olfactory dysfunction from acute upper respiratory infections：relationship to season of onset. Int Forum Allergy Rhinol, 2020.

18) Jafek BW, Murrow B, Michaels R, et al：Biopsies of human olfactory epithelium. Chem Senses, **27**：623-628, 2002.

19) Yamagishi M, Fujiwara M, Nakamura H：Olfactory mucosal findings and clinical course in patients with olfactory disorders following upper respiratory viral infection. Rhinology, **32**：113-118, 1994.

20) 嶋根俊和, 寺崎雅子, 洲崎春海：アリナミンテストが反応異常でありT＆Tオルファクトメータで反応のある症例に関する臨床的検討アリナミンテスト無反応, 不明確な反応の比較検討. 耳鼻展望, **48**：154-159, 2005.

21) Harless L, Liang J：Pharmacologic treatment for postviral olfactory dysfunction：a systematic review. Int Forum Allergy Rhinol, **6**：760-767, 2016.

22) Henkin RI, Schecter PJ, Friedewald WT, et al：A double blind study of the effects of zinc sulfate on taste and smell dysfunction. Am J Med Sci, **272**：285-299, 1976.

23) Aiba T, Sugiura M, Mori J, et al：Effect of zinc sulfate on sensorineural olfactory disorder. Acta Otolaryngol Suppl, **538**：202-204, 1998.

24) 古田厚子, 篠 美紀, 内田 淳ほか：嗅覚障害と血清亜鉛値の検討 感冒罹患後嗅覚障害症例について. 味と匂誌, **12**：511-514, 2005.

25) 三輪高喜：神経性嗅覚障害. MB ENT, **110**：30-35, 2010.

26) Noda T, Shiga H, Yamada K, et al：Effects of Tokishakuyakusan on Regeneration of Murine Olfactory Neurons In Vivo and In Vitro. Chem Senses, **44**：327-338, 2019.

27) Ikeda K, Sakurada T, Suzaki Y, et al：Efficacy of systemic corticosteroid treatment for anosmia with nasal and paranasal sinus disease. Rhinology, **33**：162-165, 1995.

28) Heilmann S, Huettenbrink KB, Hummel T：Local and systemic administration of corticosteroids in the treatment of olfactory loss. Am J Rhinol, **18**：29-33, 2004.

29) Hummel T, Rissom K, Reden J, et al：Effects of olfactory training in patients with olfactory loss. Laryngoscope, **119**：496-499, 2009.

30) Geißler K, Reimann H, Gudziol H, et al：Olfactory training for patients with olfactory loss after upper respiratory tract infections. Eur Arch Otorhinolaryngol, **271**：1557-1562, 2014.

31) Damm M, Pikart LK, Reimann H, et al：Olfactory training is helpful in postinfectious olfactory loss：a randomized, controlled, multi-

center study. Laryngoscope, **124**: 826-831, 2014.

32) Patel ZM, Wise SK, DelGaudio JM: Randomized Controlled Trial Demonstrating Cost-Effective Method of Olfactory Training in Clinical Practice: Essential Oils at Uncontrolled Concentration. Laryngoscope Investig Otolaryngol, **2**: 53-56, 2017.

33) Poletti SC, Michel E, Hummel T: Olfactory Training Using Heavy and Light Weight Molecule Odors. Perception, **46**: 343-351, 2017.

34) Altundag A, Cayonu M, Kayabasoglu G, et al: Modified olfactory training in patients with postinfectious olfactory loss. Laryngoscope, **125**: 1763-1766, 2015.

35) Oleszkiewicz A, Hanf S, Whitcroft KL, et al: Examination of olfactory training effectiveness in relation to its complexity and the cause of olfactory loss. Laryngoscope, **128**: 1518-1522, 2018.

36) Pekala K, Chandra RK, Turner JH: Efficacy of olfactory training in patients with olfactory loss: a systematic review and meta-analysis. Int Forum Allergy Rhinol, **6**: 299-307, 2016.

37) Sorokowska A, Drechsler E, Karwowski M, et al: Effects of olfactory training: a meta-analysis. Rhinology, **55**: 17-26, 2017.

38) Al Ain S, Poupon D, Hetu S, et al: Smell training improves olfactory function and alters brain structure. Neuroimage, **189**: 45-54, 2019.

39) Gellrich J, Han P, Manesse C, et al: Brain volume changes in hyposmic patients before and after olfactory training. Laryngoscope, **128**: 1531-1536, 2018.

40) Hummel T, Stupka G, Haehner A, et al: Olfactory training changes electrophysiological responses at the level of the olfactory epithelium. Rhinology, **56**: 330-335, 2018.

41) Kikuta S, Sakamoto T, Nagayama S, et al: Sensory deprivation disrupts homeostatic regeneration of newly generated olfactory sensory neurons after injury in adult mice. J Neurosci, **35**: 2657-2673, 2015.
   Summary マウスに鼻栓をして嗅覚刺激を遮断すると，抗甲状腺薬メチマゾールによる実験的嗅粘膜傷害後の神経上皮再生が不完全になる．

42) Hummel T, Whitcroft KL, Rueter G, et al:
Intranasal vitamin A is beneficial in post-infectious olfactory loss. Eur Arch Otorhinolaryngol, **274**: 2819-2825, 2017.

43) Whitcroft KL, Merkonidis C, Cuevas M, et al: Intranasal sodium citrate solution improves olfaction in post-viral hyposmia. Rhinology, **54**: 368-374, 2016.

44) 小河孝夫，加藤智久，戸嶋一郎ほか：当科における感冒罹患後嗅覚障害の臨床的検討．味と匂誌, **17**: 511-514, 2010.

45) Reden J, Mueller A, Mueller C, et al: Recovery of olfactory function following closed head injury or infections of the upper respiratory tract. Arch Otolaryngol Head Neck Surg, **132**: 265-269, 2006.

46) Duncan HJ, Seiden AM: Long-term follow-up of olfactory loss secondary to head trauma and upper respiratory tract infection. Arch Otolaryngol Head Neck Surg, **121**: 1183-1187, 1995.

47) Lee DY, Lee WH, Wee JH, et al: Prognosis of postviral olfactory loss: follow-up study for longer than one year. Am J Rhinol Allergy, **28**: 419-422, 2014.

48) Cavazzana A, Larsson M, Munch M, et al: Postinfectious olfactory loss: A retrospective study on 791 patients. Laryngoscope, **128**: 10-15, 2018.

49) London B, Nabet B, Fisher AR, et al: Predictors of prognosis in patients with olfactory disturbance. Ann Neurol, **63**: 159-166, 2008.

50) Horikiri K, Kikuta S, Kanaya K, et al: Intravenous olfactory test latency correlates with improvement in post-infectious olfactory dysfunction. Acta Otolaryngol, **137**: 1083-1089, 2017.

51) 竹尾　哲，小林正佳，西田幸平ほか：アリナミンテストに無反応な嗅覚障害例の臨床的検討．味と匂誌, **17**: 523-526, 2010.
   Summary アリナミンテストの反応と嗅力改善度の関係では感冒後嗅覚障害群の反応なし例の嗅力改善率が70%以上と高く，反応あり例と差が認められなかった．一方，その他の疾患群では反応なし例のほうが反応あり例より嗅力改善度が低かった．

52) Lechien JR, Chiesa-Estomba CM, De Siati DR, et al: Olfactory and gustatory dysfunctions as a clinical presentation of mild-to-moderate forms of the coronavirus disease (COVID-

19）：a multicenter European study. Eur Arch Otorhinolaryngol, **227**(8)：2251-2261, 2020.

53）Yan CH, Faraji F, Prajapati DP, et al：Self-reported olfactory loss associates with outpatient clinical course in Covid-19. Int Forum Allergy Rhinol, **10**(7)：821-831, 2020.

54）Eliezer M, Hautefort C, Hamel AL, et al：Sudden and Complete Olfactory Loss Function as a Possible Symptom of COVID-19. JAMA Otolaryngol Head Neck Surg, 2020.

MB ENT, 251：49-58, 2020

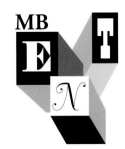

◆特集・味覚・嗅覚の診療 update
嗅覚障害と認知症

鈴木宏和[*1]　杉浦彩子[*2]

Abstract　近年，アルツハイマー病(AD)やパーキンソン病(PD)など神経変性疾患と嗅覚障害について多数の論文が発表され，認知症と嗅覚障害は関連があることが示唆されている．嗅覚中枢路には海馬や扁桃体など大脳辺縁系も含まれ，においは記憶の蓄積や無意識的な情動にも関連がある．AD や PD では嗅球から先の嗅覚中枢路で広範囲にわたって神経変性が起きるといわれている．また，これら神経変性疾患では初期から嗅覚障害を呈することが知られており，早期スクリーニングとしての嗅覚検査に注目が集まっている．加齢性の嗅覚障害も中枢性嗅覚障害に含まれており，高齢で嗅覚低下が高度な場合は，将来認知機能低下を起こさないか，継時的な観察も必要であると考えられる.

Key words　嗅覚障害(dysosmia)，加齢(aging)，T & T オルファクトメトリ(T & T olfactometry)，オープンエッセンス(Open Essence)，アルツハイマー病(Alzheimer's disease)，パーキンソン病(Parkinson's disease)

はじめに

　加齢に伴い嗅覚が低下することはよく知られている．しかし，においは習慣や環境も大きな要因となり，個人差が大きい．また，視力や聴力の低下は，本人が気づいたり，周囲が指摘することができるが，においの低下は気づきにくい．他人がにおっているのに自分がわからなくて初めて気づいたため，いつから衰えてきたのか本人でも詳しく覚えていない場合が多い．嗅覚低下は，傷んだ食べ物に気が付かないリスクや，有毒なガスや家事の煙に気づかないリスクがある．また，においは味覚と強く関連があり，嗅覚低下は風味を損ない，食事における精神的満足を低下させる．さらに，においは情動や記憶にも作用すると考えられている．

　アルツハイマー病(AD)やパーキンソン病(PD)などの神経変性疾患では初期段階から嗅覚低下が起こることが知られている．日本鼻科学会の嗅覚障害診療ガイドラインのクリニカルクエスチョンにおいても，嗅覚障害の診断は，神経変性疾患の鑑別診断，症状の進行度や認知障害発症の予知に強いエビデンスがあると推奨されている[1]．耳鼻咽喉科医としては，鼻腔の構造や，鼻汁の分泌を確認することが気導性嗅覚障害を除外するために必須である．加齢性や認知機能低下による嗅覚低下の特徴を解明し，嗅覚障害の診断から神経変性疾患が早期に発見できれば意義が高い.

嗅覚中枢路

　嗅球の僧帽細胞と房飾細胞から出た神経軸索は，外側嗅索を通過し，前嗅核，嗅結節，前梨状皮質，後梨状皮質，扁桃体を含む嗅皮質と呼ばれる領域に求心性にシナプスが投影され，さらに嗅内皮質，海馬や眼窩前頭皮質へリレーされていく[2]．嗅覚は視床を通過しない唯一の感覚であるという点でユニークとされる．嗅皮質ではにおいが存在することを知らせる経路と，少し遅れて，

*1 Suzuki Hirokazu, 〒 474-8511 愛知県大府市森岡町 7-430　国立長寿医療研究センター耳鼻咽喉科, 医長
*2 Sugiura Saiko, 同科／豊田浄水こころのクリニック

精度の高い香り情報に対して時間をかけて処理する経路があるとする報告がある[3]．また，前梨状皮質は濃度または品質との明確な関係を決定できないが[2]，後梨状皮質がにおいの質に対応した活動パターンを取るという報告もある[4]．扁桃体には感情的な反応をにおいに関連付ける働きがあり，無意識的な情動記憶をプルースト現象と呼ぶ．20世紀初頭の著名な作家であるマルセル・プルーストの作品にマドレーヌケーキを食べた時に過去の記憶を思い出すような描写があることに由来する[5]．嗅内皮質は海馬と大脳皮質を橋渡しする役目があり，記憶は海馬から嗅内皮質を通って大脳皮質に蓄えられる．海馬はエピソード記憶や意味記憶などの陳述的記憶の形成に必要不可欠である．新たに獲得した記憶を大脳皮質に移行して記憶の保持を行ったり，大脳に蓄積されている記憶の検索を行ったりすることもわかっている．そのため，海馬領域の機能低下は記憶の蓄積や読み込みが障害されることが推測される[6]．眼窩前頭皮質は，においに対する注意力にかかわるという報告もある[7]．

加齢性嗅覚障害と認知症の関係

嗅覚障害において加齢は重要なファクターである．1984年Dotyらによる University of Pennsylvania Smell Identification Test（UPSIT）を用いた1,955人の嗅覚同定検査を年代別に行った結果が有名である[8]．嗅覚スコアは20歳台でピークを迎え，以後嗅覚はほぼ維持されるが，60代を超えると衰えてくる．65〜80歳の間では半数以上に嗅覚障害があり，80歳以上の3/4以上が大きな障害を認めた．また，全体的に男性のほうが女性よりも低下していた．また，1998年にHoffmanらがNational Health Interview Survey（NHIS）で嗅覚障害の有病率は年齢とともに指数関数的に増加したことを発表した[9]．日本では斎藤らが，においスティック（OSIT-J）で様々な年齢層の日本人に嗅覚テストを行っている[10]．近年では，独のOleszkiewiczらがSniffin' Sticksを用いた検査結果を報告している．彼らの報告では，5〜20歳までの嗅覚検査スコアがもっとも顕著に増加し，20〜30歳が最高値であり，60〜71歳で劇的に減少した．また，年齢の変化はにおいの同定や識別に比べ，におい域値の変化が最も顕著であった[11]．米国の National Health and Nutrition Examination Survey（NHANES）の Pocket Smell Test を使用した嗅覚検査では，40歳以上の有病率は12.4%に達し，年代別では4.2%（40〜49歳），12.7%（60〜69歳），39.4%（80歳以上）であった[12]．日本では，片山らが八雲スタディにおいて40歳以上の健康な地域住民にOSIT-Jとソルセイブ味覚検査を行っており，味覚（塩味）に関しては年齢や性別に差が出なかったのに対し，嗅覚は年齢が上がると異常の頻度が増え，男性のほうが悪かったことを報告している[13]．また，藤尾らは，オープンエッセンス（OE）で50歳以上の副鼻腔炎のないドック検診者の調査で年齢とともにOEの正答率の低下を認め，メントール，みかん，練乳の3嗅素の組み合わせが嗅覚機能の加齢性変化スクリーニングとして有用と報告した[14]．

我々は2016年より国立長寿医療研究センターの嗅覚味覚外来を開設している．そこへ受診した40〜90歳台の患者144人のOE，T&Tオルファクトメトリ（T&T）の結果を示す（図1, 2）．年代別の嗅覚低下は，OE，T&T認知域値ともに60歳以上で悪化を認め，加齢は嗅覚低下の大きな要因であるといえる．T&Tで嗅覚障害を判定する場合，平均認知域値が1.2以上で嗅覚低下ありと判断されるが，この場合60歳以上では生理的な嗅覚低下なのか，病的な嗅覚低下なのかを判断する明確な基準はまだない．我々の外来患者では，60歳以上の嗅覚低下で原因不明のケースは40%以上あり，認知機能検査が正常な場合には，加齢性の嗅覚低下であろうと考えている．また，患者は女性が2/3を占めた．女性のほうが料理をする機会が多く，嗅覚障害を自覚しやすいためと推測される．

加齢性嗅覚障害のメカニズムについても様々な

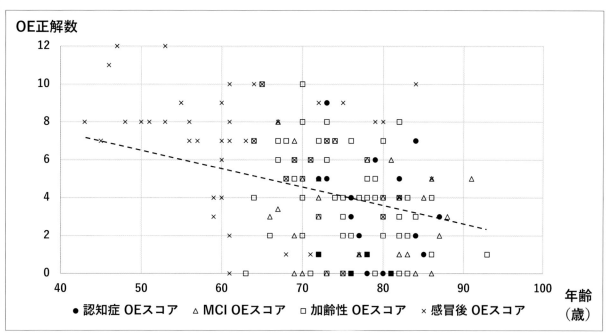

図 1. 年齢とオープンエッセンスの関係
加齢とともにオープンエッセンスの正解数も減少した（General linear model　$P<0.01$）

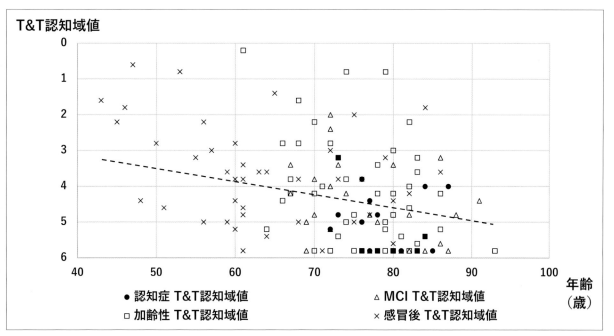

図 2. 年齢と T&T 認知域値の関係
加齢とともに T&T 認知域値の上昇を認めた（General linear model　$P<0.01$）

報告がある．近藤らによるマウスの研究では，年齢とともに嗅上皮全体に占める変性部位の割合が増加し，高度な変性部位の割合も増加していた．また，高齢でも細胞増殖の賦活化は起こっているが，絶対値で若い群と比べて小さくなっていた．

加齢に伴って基底細胞の質が変化し，分裂可能な幹細胞能を有する細胞の数が減っている可能性が示唆され，嗅神経上皮の補充が十分でなく徐々に縮小していく病態生理が考察されている[15]．

嗅覚中枢路における MRI の画像評価の報告も

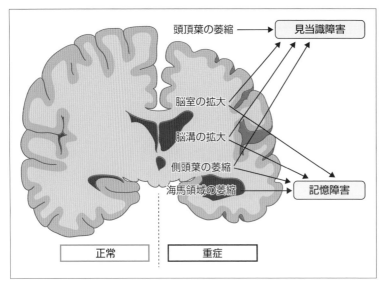

図 3.
アルツハイマー病の画像の特徴

多数ある．Shen らは 40 歳以上の眼窩前頭皮質の体積は年齢と有意な関連があり，嗅覚低下とも 60 歳以上で有意な関連があったことを報告した[16]．Segura らは UPSIT スコアが右扁桃体量および嗅周皮質，嗅内皮質の灰白質量と相関し，加齢による嗅覚低下は神経変性プロセスの前臨床段階のびまん性変化の可能性を示唆している[17]．また，扁桃体と海馬の MRI 容積の減少が加齢や Sniffin' Sticks の成績とも関連を認めたという報告[18]や，嗅球のMRIの容積も年齢とともに減少し，Sniffin' Sticks の成績とも相関したとする報告もある[19]．このように認知機能低下がない加齢性嗅覚障害においても中枢性の嗅覚障害が原因と考えられている．中枢性嗅覚障害は本人が嗅覚低下を自覚していない場合が多く，他人も気づきにくいため，嗅覚低下を把握することが困難で，発症からの受診も感冒後嗅覚障害に比べて遅い．また，加齢性の嗅覚低下と神経変性疾患による嗅覚低下を，嗅覚検査のみで分別することは困難である．そのため当初認知機能が正常であっても，におい検査の認知域値が著しく悪い場合や，認知域値と検知域値の差が大きい場合は認知機能低下を起こすリスクがあると考え，経時的なフォローが必要であると考えらえる．

AD と嗅覚障害の関係

高齢者の嗅覚障害では認知機能低下も重要な要素である．AD は認知症の中で最も多く，65 歳の年齢人口の 10〜30％の推定有病率を有し，年間発生率は1〜3％で，80 歳以上が多いことが知られている[20]．AD は進行性の神経変性疾患であり，病変は海馬を含む側頭葉内側部に始まり，特に嗅内皮質が早期から障害され[6]，個体間でかなり異なる速度で大脳皮質の他の領域にゆっくりと進行する（図3）．病気の平均期間は 8〜10 年であるが，臨床症状の段階の前には，通常 20 年以上にわたる前臨床段階があるといわれている．AD のもっとも主要な症状の１つは記憶障害であり，特にエピソード記憶が障害されやすいとされる．その他，見当識障害も時間，場所，人物の順に障害され，生活機能も低下していく．症状が進むにつれさらに失語，失行，空間失認などで社会生活も障害され，末期には人格変化，寝たきりに至る[20]（図4）．

嗅覚障害と AD の関係を調べた文献は多い．Doty らが 1987 年に UPSIT を用いて，軽度〜中等度の AD 患者には嗅覚低下があり，さらに嗅覚低下に気が付いていないことを発表したが[21]，その後さらに UPSIT が認知機能低下や AD の早期発見のバイオマーカーとしても有効であることが報告された[22]．AD ではにおいの同定機能がまず低下し，最後に域値の低下が起こるとされ，多くは全くの無嗅覚ではないといわれている[21]．また，過去 6 ヶ月以内に急速に認知機能低下した AD は，そうでない AD と比べ，嗅覚スコアが有意に

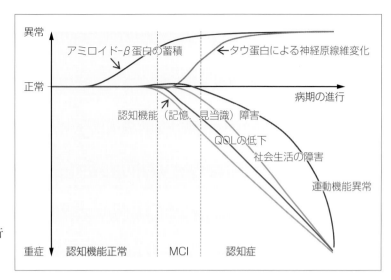

図 4.
アルツハイマー病の症状の進行
（文献 20 より改変）

異常

正常

病期の進行

重症

アミロイド-β蛋白の蓄積　←タウ蛋白による神経原線維変化

認知機能（記憶，見当識）障害

QOLの低下

社会生活の障害

運動機能異常

認知機能正常　MCI　認知症

低く，特に高度嗅覚低下がある場合，行動症状など，より認知機能低下の重症化がみられたという報告もある[23]．日本では，OSIT-J で評価すると AD 群でコントロール群より嗅覚機能の低下を認めたとする報告や[24]，ApoEε4 のアレルを 1 つか 2 つ保持している AD 群では保持していない AD 群と比較して一層 MMSE スコアと P-SIT スコアとの間の相関が高かったという報告がある[25]．

国立長寿医療研究センターの自験例においても，AD の嗅覚低下は特徴的な所見であり，AD を多数含む認知症のグループでは加齢性の嗅覚低下や感冒後嗅覚障害に比べて，T & T で認知域値が大きく悪化し，嗅覚脱失相当が多いが，検知域値は他群と差がなく，検知域値と認知域値の乖離の拡大を認めた．これらは何かにおいは感じているが，においを忘れてしまったか，においを表現できない可能性がある．

嗅覚障害のある認知症患者における画像検査では，嗅覚低下がある AD 患者の海馬と海馬傍回を MRI で定量的な測定をしたところ，有意な萎縮を示し，サイズは 40％以上減少していた[26]．しかしながら，海馬は 8 ml，嗅内皮質は 2 ml 程度といわれており[6]，臨床的に嗅覚中枢路の容量を計測するのは容易ではない．ラベンダーの臭気に曝露しながら fMRI を行ったところ，AD 患者の嗅皮質の BOLD 信号はコントロールと比して低下を認めたとする報告や[27]，OSIT-J で高度嗅覚障害があった症例で，脳血流 SPECT を行ったところ，

頭頂葉，後部帯状回の血流低下があり，MMSE が 3 年後に低下し，認知症が発症したという症例報告がある[28]．これらの報告のように，早期 AD 患者では脳萎縮は明らかでなくても脳血流の代謝が低下している可能性があり，早期発見には脳機能もあわせて評価が必要と考えられる．

嗅覚障害における MCI から AD への進展

AD など認知症発症前の段階には，軽度認知障害（mild cognitive impairment：MCI）がある．MCI では家族や本人が認めるもの忘れがあり，日常生活は自立あるいは軽度障害される．MCI の有病率は 65 歳以上で 15〜25％といわれている[29]．また，MCI のうち健忘型 MCI は非健忘型 MCI より AD への移行が多いともいわれている．

Wilson らは認知機能障害のない高齢者に嗅覚同定検査を行ったところ，嗅覚が低下した群は嗅覚がよい群に比べて 5 年後の MCI の発症率が 50％高く，嗅覚同定の低下はエピソード記憶，意味記憶，知覚速度の低下と関連があったことを報告した[30]．Devanand らは，機能活動アンケート，嗅覚同定機能，言語記憶，海馬の MRI 容積，嗅内皮質の MRI 容積の指標の組み合わせが，MCI から AD への進展を強く予想し，嗅覚障害を伴う MCI は有意に将来の認知症発症のリスクが高まることを発表し[31]，MCI と AD の鑑別にも嗅覚検査が有用であることが 2018 年に 12 本の論文からのメタアナリシスでも示された[32]．また，健忘型

MCI は非健忘型 MCI よりも嗅覚同定機能が悪かったとする報告や[33]，健忘型 MCI の認知機能障害は嗅覚障害に比例するが，非健忘型 MCI では比例しないと指摘した報告もある[34]．

本邦では高齢者の OSIT-J で，認知健常者，MCI，AD の順に，認知機能が低下するほど，においの成績も悪くなり，香水，バラ，ヒノキ，カレー，墨汁，ガスの組み合わせで 3 群を鋭敏に区別しえたとする報告や[35]，OE を使用して，嗅覚低下の強い MCI がそうでない MCI に比べ，言語性記憶，視覚性記憶，注意，遂行機能の低下と処理能力の遅延を認めた報告がある[36]．

MCI は全員が認知症を発症するわけではなく，適切な治療や習慣で認知機能が正常範囲に改善することも知られている．そのため認知機能が正常，あるいは MCI の段階で嗅覚障害が診断されることは，AD への進展に対する予防策のために意義があると考えられる．

PD の嗅覚障害の特徴

PD は AD に次いで多い神経変性疾患であり，安静時振戦，筋固縮，無動，姿勢反射障害のパーキンソニズムが有名であるが，嗅覚障害も高率にみられる症状として知られており，PD の発症早期あるいは発症前から認められるといわれている[37]~[39]．親族に PD がいる嗅覚障害の患者は，将来 PD を発症するリスクが高いとした報告や[40]，PD では発症 4 年前に嗅覚障害がみられたという報告もあり[41]，早期発見のバイオマーカーとして嗅覚障害の診断が有効であると考えられている．2015 年の MDS の PD の診断基準にも，嗅覚脱失あるいは嗅覚低下が支持的基準として記載されている[42]．Doty の報告では PD の 90％に嗅覚障害が合併し，多くは両側性で，男性のほうが重症であり，完全な嗅覚脱失は少なかった[39]．

日本でも飯嶋らが PD 群ではコントロール群に比べて，OSIT-J の正解数が有意に減少したことを報告している[43]．PD も病期が進むと，認知機能低下が起こり，認知症を伴う PDD（Parkinson's disease with dementia）となる．PD 患者の 20％が軽度認知機能低下の基準を満たしており，12 年間の累積調査では PD の 80～90％が PDD を発症したと報告されている[44]．また，軽度認知機能低下があると，嗅覚低下に対する意識が欠如するともいわれている[45]．

嗅覚障害が強い PD は PDD のリスクである．Schrag らは年齢，UPSIT，REM 睡眠行動障害アンケート，CSF Aβ42，DAT 画像の組み合わせで，2 年後の認知障害の予測ができるとした[46]．馬場らは PD において，OSIT-J で重度嗅覚障害がある群は 3 年以内の認知症発症が高いことを発表した[47]．PD の病理では，延髄迷走神経背側核と嗅球にもっとも初期にレビー小体病理の出現がみられ，中脳・前脳基底核を経て大脳皮質に進展する仮説が発表されている[48]．向神経性の病原体が腸管神経叢や鼻腔から入って，脳に伝わる 2 つの経路 'dual-hit' も提唱されている[49]．レビー小体病理を嗅球に認めた論文はいくつかみられるが[48][50][51]，梨状皮質[52]，扁桃体，前嗅核[51]にも強く発現するという報告や，海馬，嗅内皮質，眼窩前頭皮質など嗅覚中枢路の広範囲に認めたとする報告[50]，さらには嗅粘膜上皮にも認めた報告もある[53]．

PD の画像評価では，嗅覚刺激による脳の活性化を fMRI で評価したところ，扁桃体および海馬における神経活動がコントロールよりも低下していた報告や[54]，嗅覚低下がある PD では，MRI の VBM（voxel-based morphometry）で梨状皮質や扁桃体の萎縮を認めたとする報告[55]，PD の嗅覚障害は記憶障害を含む認知機能低下との関連があり，さらに嗅覚同定機能と FDG-PET による扁桃体と梨状皮質における脳代謝との関連を認めた報告などがある[56]．

武田は，PDD は発症後の予後が約 3 年と短いため，PDD の臨床像が完成される前に，嗅覚障害をバイオマーカーとしてコリンエステラーゼ阻害薬の早期投与の重要性と予後改善の可能性を指摘している[57]．

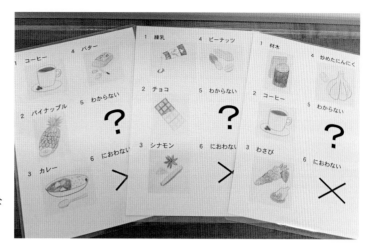

図 5.
オープンエッセンスの絵のサンプル
オープンエッセンス検査時に，絵をみな
がらにおいをかいで，答えを選択する

ADとPDの嗅覚障害の相違に関する報告もあ
る．RahayelらはSniffin' SticksでADとPDを比
較したところ，AD，PDはにおいの同定や認識に
対して強く障害を受け，さらにPDではにおいの
検知も障害が強かったことから，ADは高次の嗅
覚プロセスが障害を受けているのに対し，PDで
はすべての嗅覚回路が影響を受けているのではと
考察をしている[58]．

認知機能低下がある患者の嗅覚検査の課題

認知機能低下がある患者の嗅覚検査には課題が
いくつかある．本邦において一般的な嗅覚検査は
静脈性嗅覚検査（アリナミンテスト）である．この
検査は嗅覚低下・嗅覚脱失の有無を判断できる
が，においの強さ，他のにおいとの識別はできな
い．また，嗅覚低下の自覚がない高齢者の場合に
は静脈注射をする侵襲性は適当ではない．他の保
険適用の検査に基準嗅力検査（T & T）があり，検
査スペースや排気設備が必要ではあるが，検知域
値と認知域値を計測できる．

中枢性嗅覚障害ではT & Tで検知域値と認知
域値の差が広がる特徴が知られているが，この状
態は何かにおうが何のにおいなのかがわからない
状態を示している．原因として，においを忘れた
ため判断できない，あるいは適当な言葉が思い浮
かばない問題が考えられ，検知域値と認知域値の
乖離は認知機能が低下するほど顕著になる可能性
がある．T & Tで言葉に窮した場合には言語表
（ヒント）を提示して解答させるが，言語的な限界

がある場合には，写真や絵などからにおいを類推
できるかどうかも検討が必要かもしれない（図
5）．また，T & Tではにおいを感じた最小濃度を
検知域値とするが，嗅覚疲労により，においの強
度が逆転する場合がある．そのため無臭液も加え
て複数から選択させる工夫が必要である．

保険適用ではないが，においの同定能検査もあ
る．においの同定には，においの学習・記憶が不
可欠であり，におい文化の背景により同定できる
においにも差異が生じるため，アメリカを中心に
使用されているUPSITやドイツを中心に使用さ
れているSniffin' Stickに対し，日本人になじみの
あるにおいを用いたOSIT-JやOEが開発された．
これらの検査は簡易に行えることが長所である．
また，海外の検査キットと異なり，「わからない」
や「におわない」を選ばせる選択肢があり，より
詳しく傾向を調べることができる．しかしなが
ら，認知機能低下があると，本人が嗅覚低下に気
づかず，「わからない」「におわない」を選択しな
かったり，取り繕いをして，何か答えを選択する可
能性がある．そのため，これらの検査では正解に再
現性があるかを確認する必要もあると考えられる．

また，日常のにおいアンケート，VASなども行
い，患者がどの程度嗅覚低下を認識しているか確
認することも必要である．

嗅覚刺激療法

加齢性の嗅覚障害や認知機能低下がある嗅覚障
害に有効な治療法はまだはっきりわかっていない

が，加齢性嗅覚障害やパーキンソン病に嗅覚刺激療法が有効であったという報告もある[59)60)]．中枢性の嗅覚障害では嗅覚低下に気づいていない場合や，無関心な場合も多いので，嗅覚低下があることを自覚し，においに関心を持つように，日常的に嗅覚のトレーニングを行い，においの再学習をすることは意味があることだと考える．

おわりに

嗅覚低下がある高齢者は相当多いと考えられるが，本人が気づかないまま経過し，受診するケースが少なくなる可能性がある．そのため高齢者の嗅覚障害を把握するには検診などで簡便に行える検査が必要と考えられる．嗅覚低下は認知機能低下だけではなく，サルコペニアやフレイルにも関連があるとする報告も出た[61)]．日常のにおいアンケート，VASで比較的高得点を記入する一方でT&Tで認知域値が悪化し，検知域値と認知域値が乖離するような患者では認知症に注意する必要がある．また，加齢性で嗅覚障害が高度な場合は，将来認知機能低下を起こさないか，継時的な観察も必要であると考えられる．

文 献

1) 日本鼻科学会嗅覚障害診療ガイドライン作成委員会：嗅覚障害診療ガイドライン．日鼻誌，**56**(4)：1-70, 2017.
2) Gottfried JA：Central mechanisms of odour object perception. Nat Rev Neurosci, **11**(9)：628-641, 2010.
   Summary 嗅覚中枢路を説明した総論．
3) Igarashi K, Ieki N, An M, et al：Parallel mitral and tufted cell pathways route distinct odor information to different targets in the olfactory cortex. J Neurosci, **32**(23)：7970-7985, 2012.
4) Howard JD, Plailly J, Grueschow M, et al：Odor quality coding and categorization in human posterior piriform cortex. Nat Neurosci, **12**(7)：932-938, 2009.
5) Feher J：The Chemical Senses：359-369, Quantitative human physiology an introduction. Academic Press, 2012.
6) 松田博史：Alzheimer 病．松田博史，朝田　隆(編)：33-34，59-83，認知症原因診断のための脳画像．ぱーそん書房，2015.
7) Rahayel S, Frasnelli J, Joubert S, et al：Attention to odor modulates thalamocortical connectivity in the human brain. J Neurosci, **28**(20)：5257-5267, 2008.
8) Doty RL, Shaman P, Applebaum SL, et al：Smell identification ability：changes with age. Science, **226**(4681)：1441-1443, 1984.
9) Hoffman HJ, Ishii EK, MacTurk RH：Age-related changes in the prevalence of smell/taste problems among the United States adult population. Results of the 1994 disability supplement to the National Health Interview Survey(NHIS). Ann N Y Acad Sci, **855**：716-722, 1998.
10) Saito S, Ayabe-Kanamura S, Takashima Y, et al：Development of a smell identification test using a novel stick-type odor presentation kit. Chem Senses, **31**(4)：379-391, 2006.
11) Oleszkiewicz A, Schriever VA, Croy I, et al：Updated Sniffin' Sticks normative data based on an extended sample of 9139 subjects. Eur Arch Otorhinolaryngol, **276**(3)：719-728, 2019.
    Summary Hummel らのグループが健康な被験者 9,139 人に Sniffin' Sticks で年代別の嗅覚を調べて加齢と嗅覚低下の関連を報告した．
12) Hoffman HJ, Rawal S, Li CM, et al：New chemosensory component in the U. S. National Health and Nutrition Examination Survey (NHANES)：first-year results for measured olfactory dysfunction. Rev Endocr Metab Disord, **17**(2)：221-240, 2016.
13) Katayama N, Kondo S, Nakayama Y, et al：Odour and salt taste identification in older adults：Evidence from the Yakumo Study in August, 2015-2017. Recent Adv Food Sci Nutr Res, **2018**：56-64, 2018.
14) 藤尾久美，井之口　豪，福田有里子ほか：オープンエッセンスによる嗅覚加齢性変化のスクリーニング．日耳鼻会報，**121**：38-43, 2018.
15) 近藤健二：加齢に伴う嗅覚神経上皮の再生能低下の病態生理の検討およびその予防治療法に関する研究．日鼻誌，**49**(1)：70-71, 2010.
16) Shen J, Kassir MA, Wu J, et al：MR volumetric study of piriform-cortical amygdala and orbi-

tofrontal cortices：the aging effect. PLoS One, **8**(9)：e74526, 2013.

17）Segura B, Baggio HC, Solana E, et al：Neuro-anatomical correlates of olfactory loss in normal aged subjects. Brain Res, **246**：148-153, 2013.

18）Smitka M, Puschmann S, Buschhueter D, et al：Is there a correlation between hippocampus and amygdala volume and olfactory function in healthy subjects? Neuroimage, **59**(2)：1052-1057, 2012.

19）Buschhüter D, Smitka M, Puschmann S, et al：Correlation between olfactory bulb volume and olfactory function. Neuroimage, **42**(2)：498-502, 2008.

20）Masters CL, Bateman R, Blennow K, et al：Alzheimer's disease. Nat Rev Dis Primers, **1**：15056, 2015.

21）Doty RL, Reyes PF, Gregor T：Presence of both odor identification and detection deficits in Alzheimer's disease. Brain Res Bull, **18**(5)：597-600, 1987.

22）Devanand DP, Lee S, Manly J, et al：Olfactory deficits predict cognitive decline and Alzheimer dementia in an urban community. Neurology, **84**(2)：182-189, 2015.

23）Velayudhan L, Pritchard M, Powell JF, et al：Smell identification function as a severity and progression marker in Alzheimer's disease. Int Psychogeriatr, **25**(7)：1157-1166, 2013.

24）Jimbo D, Inoue M, Taniguchi M, et al：Specific feature of olfactory dysfunction with Alzheimer's disease inspected by the Odor Stick Identification Test. Psychogeriatrics, **11**(4)：196-204, 2011.

25）Suzuki Y, Yamamoto S, Umegaki H, et al：Smell identification test as an indicator for cognitive impairment in Alzheimer's disease. Int J Geriatr Psychiatry, **19**(8)：727-733, 2004.

26）Kesslak JP, Nalcioglu O, Cotman CW：Quantification of magnetic resonance scans for hippocampal and parahippocampal atrophy in Alzheimer's disease. Neurology, **41**(1)：51-54, 1991.

27）Wang J, Eslinger PJ, Doty RL, et al：Olfactory deficit detected by fMRI in early Alzheimer's disease. Brain Res, **1357**：184-194, 2010.

28）飯嶋 睦：嗅覚と認知機能. MB ENT, **233**：29-34, 2019.

29）富本秀和，松田博史，羽生春夫ほか：認知症総論：17-20，認知症イメージングテキスト. 医学書院, 2018.

30）Wilson RS, Schneider JA, Arnold SE, et al：Olfactory identification and incidence of mild cognitive impairment in older age. Arch Gen Psychiatry, **64**(7)：802-808, 2007.
Summary 認知機能正常の高齢の地域住民で嗅覚低下があると5年後のMCIの発生率が高かった.

31）Devanand DP, Liu X, Tabert MH, et al：Combining early markers strongly predicts conversion from mild cognitive impairment to Alzheimer's disease. Biol Psychiatry, **15**：64(10)：871-879, 2008.
Summary MCIで嗅覚が特に低下していると3年後のAD進展の予測因子になる.

32）Jung HJ, Shin IS, Lee JE：Olfactory function in mild cognitive impairment and Alzheimer's disease：A meta-analysis. Laryngoscope, **129**(2)：362-369, 2019.

33）Devanand DP, Tabert MH, Cuasay K, et al：Olfactory identification deficits and MCI in a multi-ethnic elderly community sample. Neurobiol Aging, **31**(9)：1593-1600, 2010.

34）Vyhnalek M, Magerova H, Andel R, et al：Olfactory identification in amnestic and non-amnestic mild cognitive impairment and its neuropsychological correlates. J Neurol Sci, **349**(1-2)：179-184, 2015.

35）Umeda-Kameyama Y, Ishii S, Kameyama M, et al：Heterogeneity of odorant identification impairment in patients with Alzheimer's Disease. Sci Rep, **7**(1)：4798, 2017.
Summary OSIT-Jの嗅素の組み合わせで, AD, MCI, 認知機能正常の順に正解率の低下が有意な関連を認めた.

36）Makizako M, Makizako H, Doi T：Olfactory Identification and Cognitive Performance in Community Dwelling Older Adults with Mild Cognitive Impairment. Chem Senses, **39**(1)：39-46, 2014.

37）Katzenschlager R, Lees AJ：Olfaction and Parkinson's syndromes：its role in differential diagnosis. Curr Opin Neurol, **17**(4)：417-423, 2004.

38）Berg D, Postuma RB, Adler CH, et al：MDS research criteria for prodromal Parkinson's disease. Mov Disord, **30**(12)：1600-1611, 2015.

39）Doty RL：Olfaction in Parkinson's disease. Parkinsonism Relat Disord, **13** Suppl 3：S225-S228, 2007.

40）Berendse HW, Booij J, Francot CM, et al：Subclinical dopaminergic dysfunction in asymptomatic Parkinson's disease patients' relatives with a decreased sense of smell. Ann Neurol, **50**(1)：34-41, 2001.

41）Ross GW, Petrovitch H, Abbott RD, et al：Association of olfactory dysfunction with risk for future Parkinson's disease. Ann Neurol, **63**(2)：167-173, 2008.

42）Postuma RB, Berg D, Stern M, et al：MDS clinical diagnostic criteria for Parkinson's disease. Mov Disord, **30**(12)：1591-1601, 2015.

43）Iijima M, Kobayakawa T, Saito S, et al：Smell identification in Japanese Parkinson's disease patients：using the odor stick identification test for Japanese subjects. Intern Med, **47**(21)：1887-1892, 2008.

44）Poewe W, Gauthier S, Aarsland D, et al：Diagnosis and management of Parkinson's disease dementia. Int J Clin Pract, **62**(10)：1581-1587, 2008.

45）Kawasaki I, Baba T, Takeda A, et al：Loss of awareness of hyposmia is associated with mild cognitive impairment in Parkinson's disease. Parkinsonism Relat Disord, **22**：74-79, 2016.

46）Schrag A, Siddiqui UF, Anastasiou Z, et al：Clinical variables and biomarkers in prediction of cognitive impairment in patients with newly diagnosed Parkinson's disease：a cohort study. Lancet Neurol, **16**(1)：66-75, 2017.

47）Baba T, Kikuchi A, Hirayama K, et al：Severe olfactory dysfunction is a prodromal symptom of dementia associated with Parkinson's disease：a 3 year longitudinal study. Brain, **135**(Pt 1)：161-169, 2012.

　　Summary 重度嗅覚障害があるPDは3年以内の認知症発症が高かった.

48）Braak H, Del Tredici K, Bratzke H, et al：Staging of the intracerebral inclusion body pathology associated with idiopathic Parkinson's disease(preclinical and clinical stages). J Neurol, **249** Suppl 3：III/1-5, 2002.

49）Hawkes CH, Del Tredici K, Braak H：Parkinson's disease：a dual-hit hypothesis. Neuro-pathol Appl Neurobiol, **33**(6)：599-614, 2007.

50）Hubbard PS, Esiri MM, Reading M, et al：Alpha-synuclein pathology in the olfactory pathways of dementia patients. J Anat, **211**(1)：117-124, 2007.

51）Sengoku R, Saito Y, Ikemura M, et al：Incidence and extent of Lewy body-related alpha-synucleinopathy in aging human olfactory bulb. J Neuropathol Exp Neurol, **67**(11)：1072-1083, 2008.

52）Silveira-Moriyama L, Holton JL, Kingsbury A, et al：Regional differences in the severity of Lewy body pathology across the olfactory cortex. Neurosci Lett, **453**(2)：77-80, 2009.

53）Saito Y, Shioya A, Sano T, et al：Lewy body pathology involves the olfactory cells in Parkinson's disease and related disorders. Mov Disord, **31**(1)：135-138, 2016.

54）Westermann B, Wattendorf E, Schwerdtfeger U, et al：Functional imaging of the cerebral olfactory system in patients with Parkinson's disease. J Neurol Neurosurg Psychiatry, **79**(1)：19-24, 2008.

55）Wattendorf E, Welge-Lüssen A, Fiedler K, et al：Olfactory impairment predicts brain atrophy in Parkinson's disease. J Neurosci, **29**(49)：15410-15413, 2009.

56）Baba T, Takeda A, Kikuchi A, et al：Association of olfactory dysfunction and brain. Metabolism in Parkinson's disease, Mov Disord, **26**(4)：621-628, 2011.

57）武田　篤：重度嗅覚障害はパーキンソン病認知症の前駆症状である. 臨床神経, **53**：91-97, 2013.

58）Rahayel S, Frasnelli J, Joubert S：The effect of Alzheimer's disease and Parkinson's disease on olfaction： a meta-analysis. Behav Brain Res, **231**(1)：60-74, 2012.

59）Birte-Antina W, Ilona C, Antje H, et al：Olfactory training with older people. Int J Geriatr Psychiatry, **33**(1)：212-220, 2018.

60）Haehner A, Tosch C, Wolz M, et al：Olfactory training in patients with Parkinson's disease. PLoS One, **8**(4)：e61680, 2013.

61）Harita M, Miwa T, Shiga H, et al：Association of olfactory impairment with indexes of sarcopenia and frailty in community-dwelling older adults. Geriatr Gerontol Int, **19**(5)：384-391, 2019.

MB ENT, 251：59-65, 2020

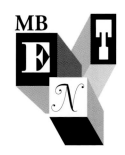

◆特集・味覚・嗅覚の診療 update
嗅覚刺激療法

森　恵莉*

Abstract　バラ・レモン・ユーカリ・クローブを 1 日 2 回各 10 秒嗅ぐ「嗅覚刺激療法」は，感冒後嗅覚障害に対して効果があり，外傷性嗅覚障害に対しても一定の効果が期待される．発症してから 1 年以内に始めるとより効果が高い．使用する嗅素は 4 種類が一般的であり，少なくとも 1 種類は三叉神経刺激臭が良い．16 週間継続して行えば少なくとも 4 年間効果は維持でき，長期に嗅覚刺激療法を継続するのであれば，12 週毎に嗅素を替えるのが良い．これまでに副作用の報告はなく，今後本邦においても多職種の協力を得ながらの導入が期待される．現状では，嗅覚障害の患者に，まずは「身の回りの物から意識してにおいを嗅いでみましょう」と，生活指導から始めてみるのも有効な方法であると筆者は考えている．

Key words　嗅覚刺激療法(olfactory training)，神経性嗅覚障害(sensorineural olfactory dysfunction)，感冒後嗅覚障害(postinfectious olfactory dysfunction)，外傷性嗅覚障害(posttraumatic olfactory dysfunction)，においを嗅ぐ(sniffing)

はじめに

Hummel らにより神経性嗅覚障害に対する「olfactory training」が報告されて以来[1]，その有効性を示す論文は年々増加している(図 1)．嗅覚障害ガイドラインにても「嗅覚刺激療法」と表現されているが，本邦においてはまだ広く導入されていない．本稿においては，Hummel らが唱えた嗅覚障害に対する「olfactory training」を嗅覚刺激療法として紹介し，実際の方法と，その効果，ならびに今後の展望について私見を述べる．

嗅覚刺激療法：言葉の定義について

「嗅覚刺激療法」は，Hummel らにより「olfactory training」と命名されているが，「exposure to odor」[2]や「嗅覚リハビリテーション」[3]と表記されることもある．一方で，喉頭摘出術後の患者に対して行う，鼻や口，舌，軟口蓋などを動かして鼻腔内へ気流を送る手法は既に「リハビリテーショ

ン」という言葉を使用されて報告されてきている[4]．喉頭摘出術後については気流が遮断されて起こる気導性嗅覚障害であり，「リハビリテーション」は基本的には運動障害に対して行われ，神経障害に対する言葉ではない．両者は成因も内容も全く異なるため，混乱を避けるためにも，神経性嗅覚障害に対して行う，においを実際嗅いで，すなわち「sniffing」をして嗅神経を刺激させる場合は，本邦では「嗅覚刺激療法」に統一して今後は区別したほうが良いと考える．

嗅覚障害の治療

嗅覚障害は人口の約 15％に存在し，加齢とともに増加し，特に 50 歳以上の 1/4 に存在するとされる[5]．嗅覚障害のある高齢者は，嗅覚障害のない高齢者と比較して認知機能が有意に低く，寿命が短いとも言われている[6][7]．嗅覚は食に対する意欲や，QOL にも大きく寄与するため[8]，嗅覚障害の治療や予防は，超高齢社会の本邦において，今後

* Mori Eri，〒 105-8461　東京都港区西新橋 3-25-8　東京慈恵会医科大学耳鼻咽喉科学教室，講師

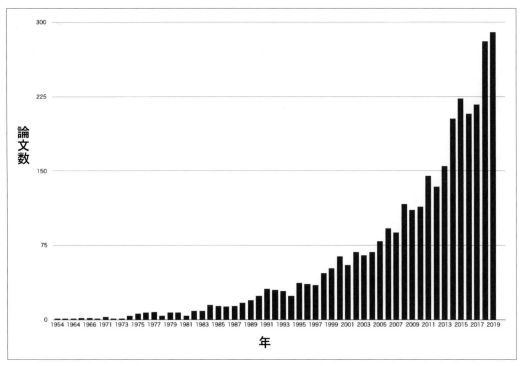

図 1. 「olfactory training」の論文数

重要な課題の1つになってくるであろう.

　嗅覚障害をきたす原因疾患としては，炎症性疾患の慢性副鼻腔炎による気導性嗅覚障害がもっとも多く，その他，感冒・外傷性・神経変性疾患に伴うものや，加齢性変化に伴う神経性嗅覚障害も存在する．本原稿の執筆中は，新型コロナウイルス感染(感冒)に伴う嗅覚味覚異常がちょうど世間を賑わせた.

　慢性副鼻腔炎による嗅覚障害に対しては，手術加療やステロイド療法が効果的である．神経性嗅覚障害に対する治療法について，本邦では亜鉛製剤・漢方製剤・代謝改善剤・ビタミン製剤・ステロイド療法等々が経験的に使用されてきているが，その効果の機序や有効性についての evidence はまだ構築中である．その中で，「嗅覚刺激療法」は，これまで副作用の報告もなく，効果が期待される新しい治療法と言える.

嗅覚障害治療効果の評価

　原法が発案されたのはドイツで，この嗅覚刺激療法の治療効果を示す報告は主に欧州からなされており，「Sniffin' Sticks」にて評価がなされてい

る(図2)．「Sniffin' Sticks」[9] は嗅覚の閾値(threshold)，識別能(discrimination)，同定能(identification)をそれぞれ評価できる．評価シート(図2-b)からそれぞれの合計点を TDI score として重症度(図2-c)と治療効果の評価に使用されている．本稿においては，Sniffin' Sticks の結果を基に論じることとする.

嗅覚刺激療法の実際とその効果

　2009年に Hummel らは，単一の分子である phenylethyl alcohol(PEA)：バラ, eucalyptol：ユーカリ, citronellal：レモン, eugenol：クローブの4種の嗅素を用いて，それらを1日2回朝晩10秒程度，12週間嗅ぐ olfactory training(以下，嗅覚刺激療法)を報告した[1]．これらのにおいは1916年 Henning らによって分類された，6つの基本原臭の中から種類が異なるものが選ばれている(においのプリズム)．すなわち，花香：バラ，樹脂臭：ユーカリ，果実香：レモン，薬味臭：クローブ，と異なるカテゴリーから嗅素を選択することで，満遍なく嗅神経を刺激できるのではないかと考えられている．各々の名前の付いた 50 m*l* の遮

a. Sniffin' Sticks

Threshold 閾値

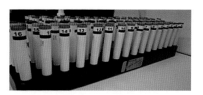

Discrimination 識別

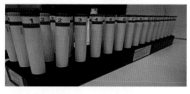

Identification 同定

b.

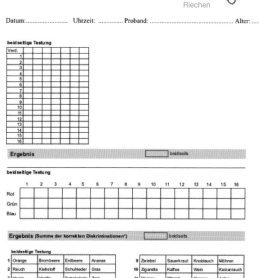

Untersuchungsprotokoll
Sniffin' Sticks

Schmecken &
Riechen

Datum:.................... Uhrzeit: .... Proband: .... Alter: ....

beidseitige Testung

Ergebnis

beidseitige Testung

Ergebnis (Summe der korrekten Diskriminationen*)

beidseitige Testung

1	Orange	Brombeere	Erdbeere	Ananas		9	Zwiebel	Sauerkraut	Knoblauch	Möhren
2	Rauch	Klebstoff	Schuhleder	Gras		10	Zigarette	Kaffee	Wein	Kerzenrauch
3	Honig	Vanille	Schokolade	Zimt		11	Melone	Pfirsich	Orange	Apfel
4	Schnittlauch	Pfefferminz	Fichte	Zwiebel		12	Gewürzn.	Pfeffer	Zimt	Senf
5	Kokos	Banane	Walnuß	Kirsche		13	Birne	Pflaume	Pfirsich	Ananas
6	Pfirsich	Apfel	Zitrone	Grapefruit		14	Kamille	Himbeere	Rose	Kirsche
7	Lakritz	Gummib	Kaugummi	Kekse		15	Anis	Rum	Honig	Fichte
8	Senf	Gummi	Menthol	Terpentin		16	Brot	Fisch	Käse	Schinken

Ergebnis (Summe der korrekten Identifikationen)

c. TDI score合計値による重症度分類

年齢（歳）	< 16	16-35	36-53	> 53
Normasmia	> 25	> 32	> 29	> 28
Hyposmia	16-25	16-32	16-29	16-28
Anosmia	< 16	< 16	< 16	< 16

図 2. Sniffin' Sticks と評価シート

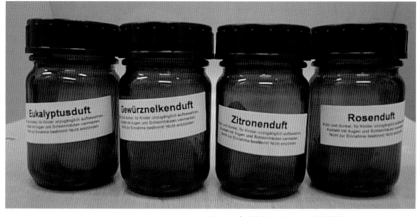
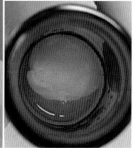

図 3. 各嗅素の入った遮光瓶

光瓶にコットンが挿入されており，中に 1 ml を浸して使用するとしている．筆者が Hummel 氏の元で研究中に撮影した実際に使用されている瓶を示す（図 3）．写真向かって左からユーカリ・クロー

ブ・レモン・バラとドイツ語で記載されており，蓋を開けて，10 秒程度朝晩においを嗅ぐ．対象は感冒後，外傷性・特発性嗅覚障害（神経性嗅覚障害）の 56 人の患者で，結果として嗅覚刺激療法を

行った40人において有意にTDI scoreが改善した．また，嗅覚刺激療法に使用したバラ・レモン・クローブの香りの感度も改善を呈した．しかし，識別能や同定能と，ユーカリの感度については有意な改善は認められなかった．なお，平均罹病期間は嗅覚刺激療法施行群も施行しなかった群もいずれも平均4年以上の経過であった．同様の方法で16週間行ったところ，Konstantinidisらは感冒後と外傷性嗅覚障害の患者において同定能も自覚症状も有意に改善され，またTDI scoreは感冒後では67.8％，外傷性では33.2％の患者において改善が認められたと追加報告している[10]．また，Geißlerらは感冒後嗅覚消失に対して嗅覚刺激療法16週間後と32週間後では長期に行った32週後の群においてTDI scoreが改善したと報告した[11]．Dammらは多施設共同のランダム化クロスオーバー試験において，感冒後嗅覚障害に対し発症後1年以内に嗅覚刺激療法を行ったほうがTDI scoreの改善した患者が有意に多かったと報告している[12]．また，Konstantinidisらは16週間施行した群と56週間施行した群において，2群において有意差は認められなかったが，いずれの群においてもTDI scoreの改善を示したことから16週間嗅覚刺激療法を施行するだけで56週間嗅覚は維持できることを報告した[13]．

さらに，2015年にはAltundagらは，2009年にHummelらが報告した4種類の嗅素を12週間ごとに異なる嗅素を使用して36週間嗅覚刺激療法を施行し，原法を36週間継続するよりも効果が高いと報告した[14]．この時に使用された嗅素としては最初の12週間原法を施行した後に，メントール・タイム（シソ科の植物）・タンジェリン（オレンジの一種）・ジャスミンを12週間使用し，その後は，抹茶・ベルガモット・ローズマリー・クチナシを12週間使用した．いずれも単一の分子ではなく複合分子が使用されている．また，Sophiaらは5ヶ月間の嗅覚刺激療法では外傷後よりも感冒後嗅覚障害において3倍以上の効果があるとし，また重い分子量（150 g/mol以上）と軽い分子量（150

g/mol未満）の嗅素を比較したが外傷性と感冒後嗅覚障害に対しての効果は変わらなかったと報告している[15]．Patelら[16]は，バラ，レモン，ユーカリ，クローブとだけ指定し患者自身で市販のアロマオイルを調達させて嗅覚刺激療法を行っただけでも同様の効果が得られたことを報告した．なお，三叉神経刺激が加わることにより，より嗅覚の神経発現調整がなされる[17]ことから，1種は三叉神経刺激を感じやすい嗅素を使用するのが良いとされている．

一方，嗅覚障害患者のみならず，健常な高齢者ならびに小児においてもこの嗅覚刺激療法が施行されている．高齢者においては，改善はしないものの嗅覚低下を予防する可能性が期待されている[18]．小児においては，原法の複合分子を使用し嗅覚刺激療法を施行しなかった群と比較して同定能が有意に上がっただけではなく，嗅覚刺激療法に使用しなかった嗅素においても閾値が改善したと報告された[2]．

以上の報告から，「嗅覚刺激療法」は現状では感冒後嗅覚障害に対してもっとも効果があり，外傷性嗅覚障害に対しても一定の効果が期待される．使用する嗅素は4種類が一般的であり，少なくとも1種類は三叉神経刺激臭が良いと考える．16週間継続して行えば少なくとも4年間効果は維持でき，長期に嗅覚刺激療法を継続するのであれば，12週毎に替えるのが良いとまとめられる．においがない状態で「嗅ぐ」という動作だけでも改善するか否かについては，将来的にはnegative controlの検証や電気生理学的な評価も必要であると考える．

実際どんなにおいを使うのが良いのか？

2014年より開催された嗅覚冬のセミナー[19]では，毎年嗅覚刺激療法の話題が出る．そこでは様々な施設で嗅覚刺激療法は試みられており，4種類の嗅素を用いて1日2回行う，という原法に沿った手法が多い．使用する嗅素については定まった見解はなく，医療者側で用意したり，患者

表 1. においの神経をきたえましょう

• 鼻呼吸を意識する.
• 食べものを口にする前に，においを嗅ぐ.
• 家に帰ったら，くつやくつ下のにおいを嗅ぐ.
• トイレが終わった後，においを嗅ぐ.
• 何もにおわなくても，どんなにおいだったか思い出しながら，嗅いでみる.
• ミントやハッカなどを1日に1回は嗅ぐ.
• 日常のにおいアンケートで最近かいでいない香りを嗅ぐように心がける.
• 禁煙を心がける.

側が用意したり，施設によって方法は異なっている．共通の見解として，日本人の文化に合ったにおいを使用することが望ましく，悪臭でないこと，有害物質でないこと，安価で手に入りやすいこと，三叉神経刺激のあるものを1種類は選択するなどが条件として考えられている．また，「医薬品，医療機器等の品質，有効性及び安全性の確保等に関する法律(医薬品医療機器等法，薬機法)」において嗅素は医薬品として想定されておらず，治療に用いるにあたっては検討しなければならない課題である.

当院では「嗅覚刺激療法」を行う目的で，嗅覚障害の患者，平均年齢47.7歳の女性7人，男性5人に次の12種類のアロマオイルを実際嗅いでもらい，系統の異なる4種類を選択してもらった.（東京慈恵会医科大学倫理委員会承認；受付番号22-261)

① グルマン(食品)系：バニラ・カカオ・チョコレート
② フローラル(花)系：ジャスミン・ゼラニウム
③ シトラス(柑橘)系：レモン・ミカン
④ ウッディ(植物)系：セダーウッド
⑤ スパイス(香辛料)系：クローブ
⑥ ハーブ系：ペパーミント・ラベンダー・ユーカリ

その結果，1位レモン，2位バニラ・ジャスミン，3位ペパーミント・セダーウッドの順で患者が好んで選択した結果となった．原法にある「ユーカリ」と「クローブ」は「嗅いだことがない」との理由で，馴染みがない嗅素については敬遠する傾向があった．単一分子ではなく，複合分子のほうが効果は高く望ましいため，手に入りやすく安全性と品質が担保された，患者の好みのアロマオイルを用いた嗅覚刺激療法も選択肢の1つとして考慮したいところである.

また，嗅素の選択の1つとして，日本人向けの嗅覚同定検査として産業技術総合研究所にて開発されたスティック型嗅覚同定能力検査(OSIT-J)[20]やOpen Essence(嗅覚同定能力研究用カードキット)[21]の嗅素は考慮したい．すなわち，墨汁・材木・香水・メントール・みかん・カレー・ガス・バラ・ヒノキ・蒸れた靴下・練乳・炒めニンニクである．また，T & Tオルファクトメーターの当初の嗅素はムスク・桃の缶詰・蒸れた靴下・樟脳・口臭・にんにく・カラメル・クレゾール・バラ・酢であり，その中からAバラ，Bカラメル，C蒸れた靴下，D桃の缶詰，E口臭(生ゴミ臭)が最終的には現在使用している基準嗅覚検査である．これらが検査や研究としても過去に使用経験があるため，嗅覚刺激療法にも応用しやすいのではないかと考える.

嗅覚刺激療法ができなくても...

来院される患者の多くが，嗅覚障害があるからにおいを嗅いでも仕方がない，何もにおいがないのをわかって返って落ち込む，などと訴え，においを嗅いでいなかったと答える．しかしながら，どんなにおいでも，満遍なく嗅ぐことは嗅神経細胞を刺激する．日常生活で嗅いでいるにおいならより馴染みがある.

そのため，意識をしてにおいを嗅ぐ，「sniffing」の生活指導をまず行うことは，すぐにいつでも始められると考えている．特に，日常のにおいアンケート[22]は正に日本人が日常的に嗅ぐ香り20選が書かれているため，「最近嗅いでいない」と○をつけた香りには特に注意して嗅ぐように指導すると丁度良い．当科では，パンフレットを渡して指導を行っている(表1)．実際経験した症例を提示する.

症　例：81歳，男性

数年前から特に誘因なく嗅覚味覚が低下し，来

院．鼻副鼻腔所見は異常なく，血液検査にても異常所見なし．Ｔ＆Ｔオルファクトメトリで平均認知域値は5.2で静脈性嗅覚検査は嗅覚脱失を認めた．カード式嗅覚検査は0点で日常のにおいアンケートは0％であった．原因が特定できず，特発性嗅覚障害と判断して投薬なしで，パンフレット（表1）を渡し，生活指導のみ行った．数ヶ月後，忠実に守って生活を行っていて，自覚的には何かが変わったとのことであったが，2年後には平均認知域値が3.0まで回復した．「母ちゃんの作ってくれる食事が美味しく感じられるようになって，口げんかすることがなくなった」と喜んでおられたのが大変印象的であった．

以降，筆者も希望を持って他の患者へ積極的に生活指導を行っている．コンプライアンスやその効果はまだこれから検証すべき点であるものの，社会的に啓発を行うことで障害後の受診遅延を防ぐこと，投薬していて効果がないからといって，月単位で諦めるのは時期尚早であり，少なくとも年単位で経過をみていくことなどの必要があると考える．

おわりに

「嗅覚刺激療法」は，患者の好みや日常生活に合わせた嗅素の選択や交換・においを嗅ぐ方法や場所の換気の必要性，そして日常生活における注意など，医療従事者による指導が必要である．においを嗅ぐことは第一脳神経により感知され，嗅覚障害は広義の末梢神経障害とも捉えられる．病気，けが，高齢，障害などによって諸々の機能が低下した状態にある人々に対して言語聴覚士，理学療法士，作業療法士は存在する．新しい治療法である嗅覚刺激療法を本邦で導入・普及させるためには，適切な診断と治療効果の評価が可能な医療機関が増え，「嗅ぐ」機能についての訓練・指導・援助に対して，彼らのような他職種の協力も必要ではないかと考える．

参考文献

1) Hummel T, Reden KRJ, Hähner A, et al：Effects of olfactory training in patients with olfactory loss. The Laryngoscope, **119**：496-499, 2009.
   Summary 神経性嗅覚障害の患者に対し，バラ・ユーカリ・レモン・クローブの4種類を10秒程度12週間朝晩2回嗅がせると嗅覚が改善する．

2) Mori E, Petters W, Schriever VA, et al：Exposure to odors improves olfactory function in healthy children. Rhinology, **53**：221-226, 2015.

3) 森　恵莉：感覚障害とリハビリテーション．総合リハビリテーション, **46**：939-945, 2018.

4) Ishikawa Y, Suzuki M, Ujimoto K：A questionnaire to assess olfactory rehabilitation for laryngectomized patients. ANL, **45**：669-677, 2018.

5) Murphy C, Schubert C, Cruickshanks K, et al：Prevalence of Olfactory Impairment in Older Adults. JAMA, **288**：2307-2312, 2002.

6) Pinto JM, Wrobleski KE, Kern DW, et al：Olfactory Dysfunction Predicts 5-Year Mortality in Older Adults. PLoS one, **9**：e107541, 2014.

7) Ekstrom I, Sjolund S, Nordin S, et al：Smell Loss Predicts Mortality Risk Regardless of Dementia Conversion. J Am Geriatr Soc, **65**：1238-1243, 2017.

8) Miwa T, Furukawa M, Tsukatani T, et al：Impact of olfactory impairment on quality of life and disability. Arch Otolaryngol Head Neck Surg, **127**：497-503, 2001.

9) Hummel T, Sekinger B, Wolf SR, et al：'Sniffin' sticks'：olfactory performance assessed by the combined testing of odor identification, odor discrimination and olfactory threshold. Chem Senses, **22**：39-52, 1997.

10) Konstantinidis I, Tsakiropoulou E, Bekiaridou P, et al：Use of olfactory training in posttraumatic and postinfectious olfactory dysfunction. Laryngoscope, **123**：E85-E90, 2013.
    Summary 感冒後と外傷性嗅覚障害の患者において同定能も自覚症状も有意に改善され，またTDI score は感冒後では67.8％，外傷性では33.2％の患者において改善が認められた．

11) Geißler K, Reimann H, Gudziol H, et al：Olfac-

tory training for patients with olfactory loss after upper respiratory tract infections. Eur Arch Otorhinolaryngol, **271**：1557-1562, 2014.

Summary 感冒後嗅覚消失に対して嗅覚刺激療法16週間後と32週間後では長期に行った32週後の群において TDI score が改善した.

12）Damm M, Pikart LK, Reimann H, et al：Olfactory training is helpful in postinfectious olfactory loss：a randomized, controlled multicenter study. Laryngoscope, **124**：826-831, 2014.

Summary 感冒後嗅覚障害に対し, 発症後1年以内に嗅覚刺激療法を行ったほうが TDI score の改善した患者が有意に多かった.

13）Konstantinidis I, Tsakiropoulou E, Constantinidis J, et al：Long-term effects of olfactory training in patients with postinfectious olfactory loss. Rhinology, **54**：170-175, 2016.

Summary 感冒後嗅覚障害に対して16週間嗅覚刺激療法を施行するだけで56週間嗅覚は維持できる.

14）Altundag A, Cayonu M, Kayabasoglu G, et al：Modified olfactory training in patients with postinfectious olfactory loss. Laryngoscope, **125**：1763-1766, 2015.

15）Sophia CP, Elisabeth M, Thomas H：Olfactory training using heavy and light weight molecule odors. Perception, **46**(3)：1-9, 2016.

16）Patel Z, Wise S, DelGaudio J：Randomized Controlled Trial Demonstrating Cost-Effective Method of Olfactory Training in Clinical Practice：Essential Oils at Uncontrolled Concentration. Laryngoscope Investig Otolaryngol, **2**(2)：53-56, 2017. doi：10.1002/lio2.62.

17）Bensafi M, Frasnelli J, Reden J, et al：The neural representation of odor is modulated by the presence of a trigeminal stimulus during odor encoding. Clin Neurophysiol, **118**：696-701, 2007.

18）Schriever VA, Lehmann S, Prange J, et al：Preventing olfactory deterioration：olfactory training may be of help in older people. J Am Geriatr Soc, **62**(2)：384-386, 2014.

19）三輪高喜, 小林正佳, 小河孝夫ほか：嗅覚冬のセミナー〜嗅覚障害をより深く広く理解するために〜. 日鼻誌, **53**：601-638, 2014.

20）Saito S, Ayabe-Kanamura S, Takashima Y, et al：Development of a smell identification test using a novel stick-type odor presentation kit. Chem Sence, **31**：379-391, 2006.

21）森 恵莉, 松脇由典, 満山知恵子ほか：カード式嗅覚同定能検査と基準嗅力検査および静脈性嗅覚検査の比較検討. 日耳鼻会報, **114**：917-923, 2011.

22）都築建三, 深澤啓二郎, 竹林宏記ほか：簡易な嗅覚評価のための「日常のにおいアンケート」. 日鼻誌, **48**：1-7, 2009.

漢方は、自然から。

漢方は、たくさんの人の手と想いを経て生まれます。

長い年月をかけて、樹木が豊かな山を育み、

その山で水が蓄えられる。

山で磨かれた水が、生薬をつくるための畑に注がれ、

生産農家のみなさんによって大切に育てられる。

人が本来持っている自然治癒力を高め、

生きる力を引き出すことを目的とした

漢方にとって、

「自然」はいのちを強くする力そのものです。

その力をそこなうことなく、

すべての人が受け取れる形にして届けたい。

そして健康に役立ててほしい。

100年以上、自然と向き合いつづけてきた

私たちツムラの願いです。

自然と健康を科学する。漢方のツムラです。

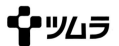

www.tsumura.co.jp

MB ENT, 251：67-76, 2020

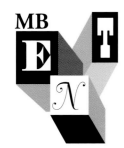

◆特集・味覚・嗅覚の診療 update
嗅覚・味覚障害の漢方療法

小川恵子*

Abstract 味覚・嗅覚は，人生を楽しむために非常に大切な感覚である．ともに粘膜からの炎症が原因の場合が多く，そのような病態の場合，漢方薬が有効であることが多い．本稿では，味覚と嗅覚の障害に対し，病態に応じた漢方療法を提示する．

気導性嗅覚障害では，炎症による粘膜の障害や浮腫を改善する．露出した「肌」である「粘膜」に弱い風邪（ふうじゃ）が直接侵入した病態と考え，初期には，寒邪や温邪など風邪と併存する邪によって治法を決定する．鼻粘膜の浮腫による閉塞がひどく，鼻粘膜が発赤している場合には，越婢加朮湯を用いる．鼻粘膜が正常もしくは蒼白であれば，小青竜湯を選択する．苓甘姜味辛夏仁湯は，消化管機能が低下している場合に第一選択である．麻黄附子細辛湯は，温める作用が強いので元来寒証の高齢者などに選択される．

陰虚陽亢による鼻炎である可能性がある場合，滋陰を検討する．桔梗石膏を併用すると，石膏による滋陰清熱の効果を入れることができる．竹茹温胆湯には四君子湯の方意も含まれており，痰が正常な気津の流れを妨げている場合に，その痰飲を滋陰しながら流すイメージで用いることができる．滋陰至宝湯には非常に多くの適応病態があり，肝気鬱結による咽喉不快感，抑鬱，そして内熱の口渇がみられる場合に良い．

嗅覚神経性嗅覚障害において，嗅神経は他の中枢神経とは異なり，嗅上皮のターンオーバーにより嗅細胞も再生脱落を繰り返すため，神経性の障害であっても嗅細胞再生促進により機能改善の可能性がある感覚器である．嗅細胞の再生には嗅球の神経成長因子（nerve growth factor；NGF）が関与するが，基礎研究において当帰芍薬散，人参栄湯が NGF を増加させることが報告されている．また，粘膜が浮腫状の場合には，五苓散も効果がある．嗅粘膜が萎縮している際はステロイド点鼻による治療効果が乏しいとされるが，この際は，粘膜を潤す（滋陰する）ことができる漢方療法の効果が期待できる．

味覚障害は，原因が様々であることから，処方は漢方医学的診断に基づいて選択するほうが有効性が高い．まず，考えなければならないのは，寒熱と陰虚（潤いがない状態）の有無である．補中益気湯が第一選択となるが，高齢者の味覚障害には，主に気血両虚を補う十全大補湯や人参栄湯，腎気を補う八味地黄丸，牛車腎気丸，六味地黄丸などが有効な場合が多い．

漢方方剤にも有害事象発現の可能性がある．定期的な血液検査や診療により有害事象を早期診断し，重篤化を予防することが漢方方剤を安全に使用するためには必要である．また，味覚異常においては，口腔乾燥感を訴える場合が多いので，顆粒もしくは細粒の漢方方剤の服用が難しい場合が多い．その場合には，錠剤，もしくはカプセル製剤を選択する，お湯に溶かして服用させる，氷漢方を作成する，とろみゼリーを使うなどの工夫が必要である．

Key words 越婢加朮湯（eppikajutsuto），小青竜湯（syoseiryuto），苓甘姜味辛夏仁湯（ryokankyomishingeninto），当帰芍薬散（tokishakuyakusan），人参栄湯（ninjinyoeito）

---

* Ogawa Keiko，〒 920-8641 石川県金沢市宝町 13-1　金沢大学附属病院漢方医学科，臨床教授

はじめに

　味覚は，人生を楽しむために非常に大切な感覚である．味覚が障害されると，栄養摂取も障害されるため，味覚障害への対処は，栄養学上も重要である．しかし，現在のところエビデンスがあるのは亜鉛投与しかない(他項参照)．嗅覚も同様に味覚の形成にも大変重要な感覚である．においは鼻腔後上部の嗅粘膜で受容され，前頭蓋底に位置する嗅球を通じて中枢へと伝達され，眼窩前頭皮質で様々な感覚と統合される．両方ともに粘膜からの炎症が原因の場合が多く，そのような病態の場合，漢方薬が有効であることが多い．

　本稿では，味覚と嗅覚の障害に対し，病態に応じた漢方療法を提示する．

嗅覚障害に対する漢方治療

　嗅覚障害は鼻腔から眼窩前頭皮質までのいずれの部分の障害でも生じ，障害部位により気導性(慢性副鼻腔炎，アレルギー性鼻炎など)，嗅神経性(感冒後嗅覚障害など)，中枢性(頭部外傷など)に分類される．嗅覚障害の治療法としてステロイド点鼻療法が標準的だが，無効例も多いこと，長期連用には注意が必要であることから，漢方療法の有用性は高い．

1．気導性嗅覚障害

　副鼻腔炎やアレルギー性鼻炎などによって呼気・吸気が通らない場合である．炎症による粘膜の障害や浮腫が主体であるので，原因の治療を行う．

　アレルギー性鼻炎や副鼻腔炎は，露出した「肌」である「粘膜」に弱い風邪が直接侵入した病態と考えられる．風邪は「皮」に守られていない粘膜から侵入するが，邪としては弱いため，他には伝変しない．そのため，初期には風邪と，それに併存する邪(寒邪，温邪，などのこと)によって治法を決定する．その場合の治療は，感冒に準ずるが，鼻炎の方剤の使い分けについて，図1に示す．葛根湯は，寒風邪に用いる代表的な処方であり，ア

レルギー性鼻炎にもよく用いられる．鼻閉がある場合には，葛根湯加川芎辛夷が適する場合が多い．また，鼻粘膜の浮腫による閉塞がひどい場合には，越婢加朮湯を用いる．越婢加朮湯(図2-a)は，「千金方の越婢加朮湯は，肉極で熱により身体の津液が脱し，腠理が開いて汗が大いに漏泄し，厲風気となり下焦と脚が弱くなっているものを治す．」とあり，肌・肉の熱と汗大泄は，「温邪」の存在を示す．そのため，鼻粘膜は発赤しているので，鼻粘膜所見が参考になる．鼻粘膜が正常もしくは蒼白であれば，小青竜湯(図2-b)を選択する．苓甘姜味辛夏仁湯(図2-c)は，小青竜湯と類似の病態だが，基本的に脾胃虚弱(消化管機能が低下)している．麻黄附子細辛湯は元々冷えがある(寒証で寒邪に侵されやすい)．使い分けを図2-dに示す．

　症状が遷延した場合には，以下のような考えを治療に取り入れる．

1)陽明病(病邪が深い)と考える

　感冒などと同じく重症化・遷延化した症状の場合には，胃津が失われるので，陽明病として治療すると良い場合がある．また，近年増加している黄砂による鼻炎ではこの病態が多い．肌肉に熱がある場合には白虎加人参湯が適応となる．白虎加人参湯は陽明病の方剤である．白虎加人参湯症では，胃中に無形の熱があるものの，その病理の中心は肌肉となり，鼻疾患では病理の中心は鼻粘膜ととらえることができる．脈は浮，洪大である．口渇が著明で，水を飲みたがることが多い．

　さらに，陽明病の桂枝湯証と麻黄湯証の記載があり，その時点での証に合わせて桂枝湯や麻黄湯の併用もしくは転方も可能である．脈が遅で自汗，微悪寒のある場合には桂枝湯を，汗がなくて喘鳴(エキス剤ならば鼻鳴程度でも可)がある場合には麻黄湯を併用する．

　エキス剤では，用法用量に合わせて適宜増量する．クラシエの製剤には白虎加人参湯の錠剤があるので，コンプライアンスの改善に役立つ．

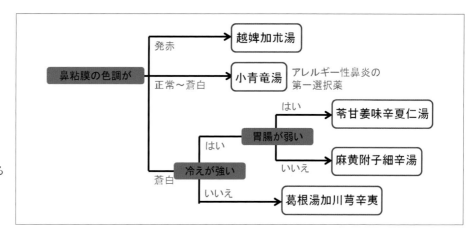

図 1.
アレルギー性鼻炎における
処方の選択
（文献 6 より改変）

2）湿と考える

　湿の存在は気津の循環を阻害し，慢性化すると組織の障害をきたす．まず，五苓散を選択する．湿熱証が主体となった場合には，五苓散に茵蔯蒿が加わることにより，利湿滲湿作用が増強され，熱より湿が多い湿熱証に適している茵蔯五苓散をお勧めする．また，鼻咽喉の症状が苓桂朮甘湯のみで緩和されることも経験する．湿証の治療では，用量依存性である場合が多いので，例えば茵蔯五苓散のみで効果が不十分であれば，保険診療では倍量投与は難しいため，五苓散や柴苓湯を併用する．

3）陰虚などの燥証（鼻粘膜が乾いている場合）

　陰虚は，陰液が不足した状態である．陰虚陽亢による鼻炎である可能性がある場合，滋陰を検討する．陰虚の自覚症状や舌診所見を図3に示した．

① 桔梗石膏

　コタローの桔梗石膏エキスを併用すると，石膏による滋陰清熱の効果を入れることができる．また，桔梗には，化痰，排膿，消腫，治咽喉痛の作用があり，アレルギー性鼻炎による炎症を改善すると考えられる．桔梗石膏は用量依存性に有効である印象があるので，3包分3で用いる．

　また，以下の方剤は滋陰作用とともに様々な特徴を併せ持つ．1剤で様々な症状をカバーできるので，コンプライアンスの改善にも役立つ．

② 竹茹温胆湯

　構成生薬：半夏，麦門冬，柴胡，竹茹，茯苓，桔梗，枳実，陳皮，香附子，生姜，黄連，人参，甘草

四君子湯の方意も含まれており，脾胃を補う．陳皮・半夏などの化痰作用のある生薬も含まれており，痰が正常な気津の流れを妨げている場合に，その痰飲を滋陰しながら流すイメージで用いることができる．枳実，陳皮，香附子は，気鬱を散じ，痰飲によって気の流れが滞った病態にも良い．特に，舌診で膩苔を認めることが多い．

③ 滋陰至宝湯

　構成生薬：当帰・芍薬・白朮・茯苓・柴胡・甘草・薄荷・知母・地骨皮・麦門冬・貝母・陳皮・香附子

　本方には非常に多くの適応病態があり，『万病回春』の婦人虚労門には「婦人の諸虚百損，五労七傷，経脈整わず，肢体羸痩を治す．此の薬専ら経水を調え，血脈を滋し，虚労を補い，元気を扶け，脾胃を健やかにし，心肺を養い，咽喉を潤し，頭目を清し，心慌を定め，神魄を安んじ，潮熱を退け，骨蒸を除き，喘嗽を止め，痰涎を化し，盗汗を収め，泄瀉を住め，鬱気を開き，胸膈を利し，腹痛を療し，煩渇を解し，寒熱を散じ，体疼を祛る．大いに奇効あり．尽く述ぶる能わず」とある．つまり，虚労婦人の様々な症状に有効だという．

　その構成生薬を整理すると「当帰・芍薬・白朮・茯苓・柴胡・甘草・薄荷」すなわち逍遙散去生姜に，知母・地骨皮・麦門冬・貝母・陳皮・香附子を加味した逍遙散の加味法であることがわかる．このうち知母・地骨皮・麦門冬・貝母の組み合わせは清虚熱の作用を持つ知母・地骨皮に，肺陰を潤す麦門冬と潤肺止咳の貝母を加えたものであり，滋陰清肺潤燥化痰作用を高め，乾性咳嗽，口

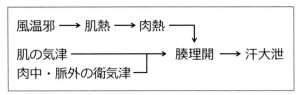

風温邪 → 肌熱 → 肉熱 ─┐
肌の気津 ──────────────┤→ 腠理開 → 汗大泄
肉中・脈外の衛気津 ───┘

麻黄・桂枝による発汗（外散）の方法をとることができない

温邪を内・降の方向にて尿として出す

温邪　口渇，発熱，鼻閉，悪寒（－），汗あり，脈浮

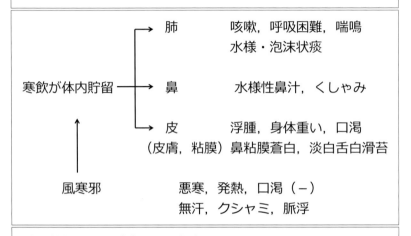

寒飲が体内貯留 ─┬─ 肺　　咳嗽，呼吸困難，喘鳴
　　　　　　　　│　　　　水様・泡沫状痰
　　　　　　　　├─ 鼻　　水様性鼻汁，くしゃみ
　　　　　　　　└─ 皮　　浮腫，身体重い，口渇
　（皮膚，粘膜）鼻粘膜蒼白，淡白舌白滑苔

風寒邪　　　　悪寒，発熱，口渇（－）
　　　　　　　無汗，クシャミ，脈浮

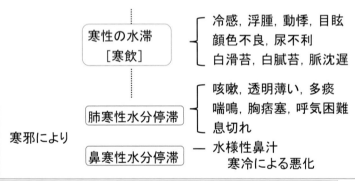

消化機能低下＝脾虚による水滞 ── 唾液が多い，目眩胃内停水

寒性の水滞　　　冷感，浮腫，動悸，目眩
　［寒飲］　　　顔色不良，尿不利
　　　　　　　　白滑苔，白膩苔，脈沈遅

肺寒性水分停滞　咳嗽，透明薄い，多痰
　　　　　　　　喘鳴，胸痞塞，呼気困難
寒邪により　　　息切れ

鼻寒性水分停滞 ── 水様性鼻汁
　　　　　　　　　　寒冷による悪化

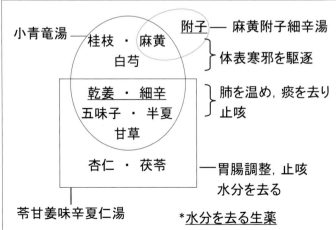

小青竜湯 ─┐
　　　桂枝 ・ 麻黄　　附子 ── 麻黄附子細辛湯
　　　　白芍　　　　　　　 ┤体表寒邪を駆逐

　　　乾姜 ・ 細辛　　　　 ┤肺を温め，痰を去り
　　　五味子 ・ 半夏　　　　止咳
　　　甘草

　　　杏仁 ・ 茯苓　　　── 胃腸調整，止咳
　　　　　　　　　　　　　　水分を去る
苓甘姜味辛夏仁湯　　　 ＊水分を去る生薬

図 2.
処方の適応病態と薬能
　a：越婢加朮湯の適応病態
　　　（えっぴかじゅつとう）
　b：小青竜湯の適応病態
　　　（しょうせいりゅうとう）
　c：苓甘姜味辛夏仁湯の病態
　　　（りょうかんきょうみしんげにんとう）
　d：苓甘姜味辛夏仁湯・小青竜湯・
　　　麻黄附子細辛湯の使い分け
　　　（まおうぶしさいしんとう）

渇，咽乾，咽喉痛に有効であると考えられる．また，陳皮，香附子には気血の鬱滞を改善する効果がある．陳皮，香附子を含むことから滋陰至宝湯は憂鬱感，鬱状態あるいは気鬱を伴う症例に良い．

具体的な症状からすると，咽喉不快感，抑鬱，そして内熱の口渇，口乾，紅舌，さらに肺陰虚のため，痰が少しみられる．

4）疏肝する

ストレスによってアレルギー疾患が悪化するのはよく知られている．漢方医学的に考察すると，これは，内傷雑病としての肺と肝の関係失調にあると考えられる．

肝の疏泄作用と肺の粛降作用によって，気血津液の昇降出入は調節されている．肺の粛降機能が失調し，肝気・肝血を制御できなくなると，肝木相火が盛んになり，アレルギー疾患が悪化する．この場合は，肺の粛降機能を鼓舞するような方剤，例えば，小青竜湯，葛根湯，越婢加朮湯などに併用して，疏肝解鬱する方剤を組み合わせる．四逆散，柴胡桂枝湯，柴胡桂枝乾姜湯，加味逍遙散，加味帰脾湯，柴陥湯などの柴胡剤を組み合わせると良い場合が多い．また，前述の滋陰至宝湯は柴胡が含まれているので，柴胡剤としても用いることができるし，柴胡の燥性が緩和されているので，陰虚にも使いやすい．

また，ストレスにより木克土の状態が長く続き，脾虚が目立つ場合には，脾を補う方剤を併用すべきである．

5）清熱について

より清熱作用を求める場合には，黄連解毒湯もしくは梔子柏皮湯が使いやすい．ともに梔子，黄柏で小腸の熱を清し，それにより心下や肌の湿熱も解消される．黄連解毒湯のほうが清熱作用がより強いが，黄芩が含まれているため燥性も強いので，注意が必要である．

6）一貫堂処方による体質改善

漢方医学の流派の1つである一貫堂医学は，患者の体質によって，「証」を決定し，処方を選択する．一貫堂医学においては，疾病を起こす内的原

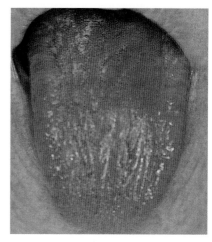

図 3．陰虚と陰虚陽亢
・自覚症状：のぼせ，熱感，いらいら，不眠，手のひらや足の裏の火照り，口の渇き，のどの渇き，唇のひび割れ，寝汗
・舌診：舌質は紅，乾燥，舌苔は少ない，無苔
・脈診：按じて細または按じて細渋
・陰虚陽亢：左寸口に近づくにつれて浮脈

因として現代人の体質を三大分類し，第一分類を瘀血証体質者，第二分類を臓毒証体質者，第三分類を解毒証体質者している．体質は，すなわちその患者の食事や生活習慣によるため，アレルギー疾患に対し，有効であることが多い．第一分類の瘀血証体質者とは，瘀血があり，それが疾患の原因になっている患者のことを言う．主に通導散を用いる．第二分類の臓毒証体質者とは，食毒，風毒，水毒，梅毒の四毒を挙げ，これら諸毒が蓄積，溜滞したものを言う．主に，防風通聖散を用いる．第三分類の解毒証体質者とは，昭和初期には，結核性体質者に該当するとされ，大まかには，感染にかかりやすい体質を示す．柴胡清肝散，荊芥連翹湯，竜胆瀉肝湯の3つを用い，柴胡清肝散の場合は小児期の解毒証体質者，荊芥連翹湯は青年期の解毒証体質者，竜胆瀉肝湯は青年期ならびにそれ以後の解毒証体質者にそれぞれ使い分けられている．一貫堂の三大証は，常に単独に現出するわけではなく，通導散証と防風通聖散証とを兼備したものもある．すなわち，瘀血と臓毒とを同時に保有するものもあって，このような者の治療に

は，前記二方の兼用，または合方が用いられる．このように，一貫堂医学は，比較的容易に処方に到達でき，現代社会では特に有用性が高い．漢方医学の初歩として学ぶのには最適とも考え，紹介した．

2．嗅覚神経性嗅覚障害

嗅神経は他の中枢神経とは異なり，嗅上皮のターンオーバーにより嗅細胞も再生脱落を繰り返すため，神経性の障害であっても嗅細胞再生促進により機能改善の可能性がある感覚器である．嗅細胞の再生には嗅球の神経成長因子(nerve growth factor；NGF)が関与するが，基礎研究において当帰芍薬散，人参養栄湯がNGFを増加させることが報告されている[1]．

感冒罹患後の嗅粘膜性嗅覚障害症例に当帰芍薬散[2]や人参養栄湯の有効性が報告されている．内田らはステロイド点鼻療法に抵抗した97人に当帰芍薬散または人参養栄湯を約3ヶ月投与し，当帰芍薬散投与症例の約43%，人参養栄湯投与症例の約26%が治癒または軽快したと報告している[3]．また，ステロイド点鼻治療に抵抗する嗅粘膜嗅覚障害患者134例に柴苓湯を投与し，57.5%に「やや有効」以上の効果を認め，特に嗅粘膜が腫脹している場合に有効である傾向であったと報告されている[4]．また，粘膜が浮腫状の場合には，五苓散も効果がある．

嗅粘膜が萎縮している際はステロイド点鼻による治療効果が乏しいとされるが，この際は，粘膜を潤す(滋陰する)ことができる漢方療法の効果が期待できる．においは吸気中の湿度が高いほうが感受しやすく，嗅粘膜表面を覆う粘液層もにおい受容機構における重要な要素となるからである．1.-3)で解説したように，西洋医学的に潤すという概念に基づく処方はなく，滋陰剤は漢方医学の特色の1つとも言える．滋陰剤の適応となる陰虚(乾燥した状態)の診断には，鼻粘膜の乾燥・萎縮に加えて，舌の乾燥，舌苔の減少などの舌診所見も参考となる．陰虚は老化，糖尿病，慢性炎症性疾患などにみられることが多く，今後の高齢化時

代の漢方治療において，非常に重要な意味を持つ．処方は1.-3)を参照していただきたい．

3．中枢性嗅覚障害

中枢性嗅覚障害に対して有効な漢方療法は残念ながら個人や原因によるため，具体的に方剤名を示すことはできない．しかし，脳梗塞などの場合には駆瘀血剤が著効したこともある．

味覚障害に対する漢方治療

味覚障害は，原因が様々であることから，処方は漢方医学的診断に基づいて選択するほうが有効性が高い．まず考えなければならないのは，寒熱と陰虚(潤いがない状態)の有無である．

表1に，問診項目や簡単な診察で漢方薬を決定できるように記載した．

1．味が薄く感じる場合

味が薄く感じる場合や，処方に迷う場合には，補中益気湯が第一選択である．補中益気湯は，人参，白朮(もしくは蒼朮)，黄耆，当帰，柴胡，陳皮，大棗，乾生姜，甘草，升麻の10種類の生薬からなる．漢方医学的には，単に気を補うばかりでなく，巡りを改善する働き，特に気を持ち上げる作用がある．

津田玄仙は，『療治経験筆記』の中で，補中益気湯の使用目標として，手足倦怠，語言軽微，眼勢無力，口中生白沫，食失味，好熱物，当臍動気，脈散大而無力，を挙げており，このうち1つでも当てはまれば，補中益気湯を処方する価値があると述べている．

2．口が苦い場合

『黄帝内経　素問』に「肝気熱，則胆泄口苦」(肝気が熱すると胆汁が泄し口苦となる)とあるが，漢方医学では，口苦は肝気鬱結という，気分がふさいだり，ストレスがかかったりした状態の生体反応の1つと捉えられることが多い．咽が乾いたり，食欲が低下したり，肩こりや眩暈があり，熱候がはっきりしない場合には，小柴胡湯や柴胡桂枝湯を用いる．その他，胸脇苦満と上腹部の膨満感がはっきりしていて便秘があるような場合に

表 1. 味覚障害における処方の鑑別

主な症状		症　状	方　剤
味が薄い	倦怠感	倦怠感，味が薄く感じる，おいしくない 脈：右寸口弱	補中益気湯
口が苦い	舌の赤味は 目立たない	口苦，咽が乾く，食欲低下 胸脇苦満，肩こり，眩暈 舌：舌苔白，脈弦	柴胡桂枝湯 小柴胡湯
	舌が赤い	口苦，目が赤い，尿の色が濃い，口内炎ができ やすい，便秘傾向 舌：舌色紅，舌苔黄膩，脈弦	竜胆瀉肝湯 茵陳蒿湯 黄連解毒湯
胃腸の不調	胸焼け	口内炎ができやすい，下痢，いらいらしやすい 舌：舌色(特に先)紅	半夏瀉心湯 黄連湯
	お腹の冷え	食欲不振，疲労感，下痢，唾液が多い 舌：地図状舌	人参湯
	胃もたれ	食欲不振，疲労感，胃部膨満感 舌：舌色淡白，腫大歯痕あり 鉄剤服用による胃腸障害	六君子湯
口腔内の 乾燥	乾きがひどい	動悸，胸のつまり	炙甘草湯
		月経異常	温経湯
	発汗過多	口渇，下痢，倦怠感，頭痛	清暑益気湯
		水を飲みたがる，暑がる 舌：白膩苔，脈滑もしくは洪大	白虎加人参湯
	咽喉不快感	いらいらしやすい 腹：右側鼓音	滋陰至宝湯
	便秘	口酸，げっぷ，嘔心 舌：舌苔厚膩 腹：鼓音	調胃承気湯 麻子仁丸
鏡面舌	舌の味蕾が 少ない	倦怠感，爪が割れやすい，脱毛，腰痛，無気力	十全大補湯 人参養栄湯 八味地黄丸
口が粘る	尿不利	食欲不振，倦怠感，下痢 舌苔：白膩苔	平胃散 胃苓湯 五苓散 茵陳五苓散
	不眠	頭重，倦怠感，微熱，嘔気，食欲不振 軟便あるいは排便困難 舌：黄膩苔	竹筎温胆湯

は，大柴胡湯を用いる場合もある．

　目が赤い，尿の色が濃い，口内炎ができやすい，便秘傾向，舌色紅，舌苔黄膩などの熱が体内にあるような症状を伴う時には，清熱作用の強い漢方薬を選択する．竜胆瀉肝湯，茵陳蒿湯，黄連解毒湯である．口渇が著しい場合には，白虎加人参湯を用いる．

3．胃腸の不調がある場合

　胸焼けがする，口内炎ができやすい場合には，半夏瀉心湯，黄連湯が良い．半夏瀉心湯は，難治

性の放射線治療後の頭頸部癌患者でも効果があることが知られている[5]．お腹が冷え，食欲不振を訴え，唾液が多く，口渇はあまり訴えない場合には人参湯が良い．胃もたれや腹部膨満を訴える場合には，六君子湯が良い．また，鉄欠乏性の味覚障害で鉄剤による胃腸障害を訴える場合にも，六君子湯服用により継続服用が可能となることが多い．

4．口腔内の乾燥を訴える場合

　口腔内の乾燥感を訴える場合には，「滋陰」が必

要である.

　乾燥感がひどい場合で，動悸や胸のつまりを訴える場合には炙甘草湯を用いる．女性で月経異常を訴える場合には温経湯を用いる．滋陰作用が足りない場合には，炙甘草湯と温経湯を併用する.

　発汗過多で，倦怠感があり，口腔内が乾燥し，倦怠感，下痢，頭痛などを伴う場合には，清暑益気湯を用いる．より倦怠感が強い場合には，補中益気湯と併用すると，味麦益気湯の方意となり，さらに効果が上がることもある．口腔内が乾燥し，熱感があるため冷たい水を飲みたがり，舌が膩苔（舌苔が厚くてペンキを塗ったようになっていること）を被っている場合には，白虎加人参湯が良い．白虎加人参湯証では，胃中に無形の熱があるものの，その病理の中心は肌肉となり，鼻疾患では病理の中心は鼻粘膜と，味覚障害では舌ととらえることができる．脈は浮，洪大である.

　咽喉不快感があり，イライラしやすく，右側鼓音を認める場合には，滋陰至宝湯が良い．便秘がある時は，麻子仁丸や調胃承気湯が良い.

5．血虚（爪が割れやすい，脱毛，倦怠感）

　味覚障害による受診患者としては，65歳以上の高齢者の症例が増加しており，高度高齢化社会に向け，今後も症例数の増加が予想される．これは，加齢により，味覚機能の生理的低下が起こるためと考えられる．高齢者においても治療の第一選択は亜鉛補充であるが，漢方薬の併用も有効であることが多い．漢方医学的には，加齢によって，気血や腎気が不足することによって様々な機能が衰え，口渇も出現しやすくなると考えられている．そこで，高齢者の味覚障害には，主に気血両虚を補う十全大補湯や人参養栄湯，腎気を補う八味地黄丸，牛車腎気丸，六味地黄丸などが有効な場合が多い.

　同様に，高齢者でなくても，鏡面舌（表面が平滑で，舌乳頭の退縮が認められ，苔を被らない状態）があって血虚の症状があり，食欲減退や無気力などの気虚の症状を兼ねる，気血両虚の場合には，十全大補湯，人参養栄湯を用いる．倦怠感などよりも，不安感などの精神症状が強い場合には人参養栄湯のほうが良い．食欲がある場合には八味地黄丸を用いる．腰痛や下半身の冷えを伴うことが多い.

6．口が粘る場合

　口渇があまりひどくない場合，食欲不振や体が重く感じ，下痢を伴う場合には，平胃散，胃苓湯，五苓散，茵蔯五苓散などの五苓散類を用いる．口渇があり，膩苔を被る場合には，竹茹温胆湯を用いる.

7．がん化学療法と味覚障害

　がん化学療法を受ける患者の約60％がなんらかの味覚異常を訴える．味覚障害の原因により発現時期は異なるが，早ければ2，3日後から，多くの場合は治療開始3週間より発現し，継続する．自然に回復することはあっても，その治療法で，効果的であると示されたものはない．がん化学療法による味覚異常の症状は，「味がわかりにくい」「味がない」「苦く感じる」などに加え「金属のような味」「砂を噛んでいるような感じ」などと訴えられることが多い.

　化学療法のレジメンに含まれる薬物により，障害される部位が異なると考えられる．5-FU系薬剤は粘膜障害が起こりやすく，味蕾の障害を引き起こす．また，パクリタキセルやドセタキセル，ビンクリスチン，ビンブラスチンなどは末梢神経障害による味覚異常を引き起こすとされている．また，特に頭頸部領域の悪性腫瘍に対する放射線化学療法では，唾液腺や頭頸部領域の神経障害が発生するため，味覚障害を生じやすく，回復が難しい場合が多い．基本的な治療は，通常の味覚障害と同様であるが，がん患者は体力を消耗しやすく，気血両虚になりやすいことから，十全大補湯や人参養栄湯，補中益気湯などの補剤が有用である場合が多い．また，放射線化学療法後で，特に粘膜乾燥を伴う場合には，滋潤作用のある方剤を選択するか，組み合わせると良い．基本的には，前述の方法に従って処方する.

　症例を挙げる．54歳女性で，右術後乳癌に対

表 2. 麻黄配合方剤による副作用

1. 消化器症状 ・胃もたれ，食欲不振，心窩部痛，下痢などを起こす． ・プロスタグランジン E_2（PGE_2）を介する胃粘膜への作用によるもの． ・若年者よりも高齢者に多くみられる． **2. 不眠** ・エフェドリンの中枢興奮作用による． ・高齢者に多い． **3. 尿閉** ・膀胱括約筋の細胞膜上の β 受容体に作用して弛緩させる．頻度は 1〜数％と報告されている． **4. 交感神経系賦活に伴う諸症状（血圧上昇，頻脈，不整脈）** ・虚血性心疾患や甲状腺機能亢進症患者に投与するときは，注意が必要．

表 3. 麻黄を含む方剤

1 日量	方剤名	
6 g	#28. 越婢加朮湯	
5 g	#27. 麻黄湯	#85. 神秘湯
4 g	#55. 麻杏甘石湯 #78. 麻杏薏甘湯 #127. 麻黄附子細辛湯	#52. 薏苡仁湯 #95. 五虎湯
3 g	#1. 葛根湯 #19. 小青竜湯	#2. 葛根湯加川芎辛夷
1.5 g	#62. 防風通聖散	

し，右乳癌温存療法＋センチネルリンパ節切除術を施行された．術後，ドセタキセルを含む補助化学療法を施行され，ドセタキセルの副作用の味覚異常が出現するも回復していた．放射線治療（26 Gy/13 fr）を開始後，2 週間ほどで味覚異常が出現し，全身倦怠感もあったため，補中益気湯の内服を開始したところ，内服 1 週間後には味覚回復が認められた．

副作用

漢方方剤にも有害事象発現の可能性がある[6]．定期的な血液検査や診察により有害事象を早期診断し，重篤化を予防することが漢方方剤を安全に使用するためには必要である．甘草含有方剤を処方する場合には偽アルドステロン症を，特に黄芩含有方剤を処方する場合には薬物性間質性肺炎の発症に注意する．漢方方剤の名称のみではなく，甘草，黄芩，麻黄，地黄，大黄など含まれている生薬にも知識を持つことが重要である．特に，麻黄について，副作用を表 2 に示す．麻黄の副作用は用量依存性である．主な麻黄含有方剤の麻黄含有量を表 3 に示す．筆者は，麻黄剤は注意して用いているが，60 代男性の好酸球性副鼻腔炎による嗅覚障害に成人 1 日量を投与したところ，前立腺肥大はなかったのに尿閉になったことがあり，60 歳以上にはツムラの製剤であれば，1 日 5.0 g/日から処方している．

服用について

味覚異常においては，口腔違和感や乾燥感を訴える場合が多いので，顆粒もしくは細粒の漢方方剤の服用が難しい場合が多い．その場合には，錠剤，もしくはカプセル製剤が処方できるならば，選択する．顆粒や細粒しかないならば，お湯に溶かして服用させる，氷漢方を作成する，とろみゼリーを使う，などの工夫が必要である．漢方薬は飲みにくいと感じる患者さんが多いが，丁寧に説明すればコンプライアンスは必ず上がる．また，薬剤師が熱心に服薬指導してくださることが多いので，相談してみることをお勧めする．

最後に

本稿では，できる限り，平易に漢方概念や漢方薬の使い方を述べた．本当に有効な処方をしたい方は，症状からではなく是非，成書[7)8)]より漢方医学そのものを勉強して自分のものとしていただきたい．

参考文献

1) Qing-Hua Song, Toriizuka K, Iijima K, et al：Effects of Ninjin-yoei-to(Rensheng-Yangrong-Tang), a Kampo medcine, on brain monoamine

and nerve growth factor contents in mice with olfactory bulb lesions. J Trad Med, **18**：64-70, 2001.

2）三輪高喜，塚谷才明，池野幸子ほか：感冒罹患後ならびに外傷性嗅覚障害に対する当帰芍薬散の治療効果．味と匂誌，**12**：523-524, 2005.

3）内田　淳，古田厚子，洲崎春海ほか：当科における嗅覚障害症例に対する漢方治療の検討．頭頸部自律神経，**23**：20-21, 2009.

4）金子　達，明石恵美子，久木田尚仁：嗅覚障害に対する柴苓湯(TJ-114)の治療効果．Prog Med, **13**：1708-1712, 1993.

5）永井愛子，小川恵子，三浦淳也ほか：放射線治療に伴う腸炎・口内炎に対する半夏瀉心湯有効例とその検討．日東医誌，**65**(2)：108-114, 2004.

Summary 放射線治療に伴う腸炎・口内炎に対し半夏瀉心湯を早期に投与することにより，改善や増悪予防の効果が認められた．

6）小川恵子：女性の漢方：100-108．中外医学社，2017.

7）安井廣迪：医学生のための漢方医学．東洋学術出版社，2008.

8）小川恵子：Kampo Medicine 経方理論への第一歩．全日本病院出版会，2020.

Kampo Medicine
経方理論への第一歩

漢方医学の診断に必要な知識や，診察法について詳しく解説した実践書！
基本となる 20 処方の基礎・臨床研究や
COVID-19 のコラムなどをコンパクトに
まとめています！

小川 恵子
金沢大学附属病院
漢方医学科 臨床教授

2020 年 7 月発行
A5 判　208 頁
定価（本体価格 3,000 円＋税）

Kampo Medicine
経方理論への第一歩

◉ 小川 恵子
金沢大学附属病院 漢方医学科 臨床教授

経方理論を漢方医学の理解と実践に生かせる
待望書！
基本となる20処方の「基本コンセプト」
「臨床のエビデンス」「各社エキス剤の構成生薬」
をコンパクトに掲載！

全日本病院出版会

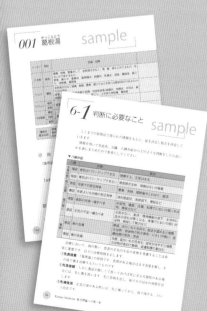

目次の詳細はここから
ご確認いただけます！

全日本病院出版会
www.zenniti.com
〒113-0033 東京都文京区本郷 3-16-4　Tel:03-5689-5989
Fax:03-5689-8030

MB ENT, 251：78-84, 2020

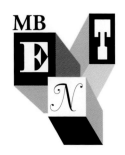

◆特集・味覚・嗅覚の診療 update

味覚・嗅覚障害と全身疾患

柴田美雅[*1]　鈴木秀明[*2]

Abstract　味覚・嗅覚障害は口腔・鼻腔の局所傷害により生じるのみならず，全身疾患の一症状として現れることがある．味覚に関連する微量元素の亜鉛は腎障害，糖尿病，肝障害により尿中排泄が増加したり，消化管疾患により腸管からの吸収が障害されて血中濃度が低下する．自己免疫疾患では味覚・嗅覚障害をきたすことがある．シェーグレン症候群や癌の放射線治療などでは唾液分泌が低下して味覚障害をきたす．原因不明と思われる味覚・嗅覚障害の中には，甲状腺機能の異常が原因になっている場合もある．アルツハイマー病やレビー小体型認知症などの神経変性疾患では，認知症状が出現する前に嗅覚障害をきたす．頭部外傷や精神的ストレスにより，中枢性に味覚や嗅覚の異常が現れることもある．最近では COVID-19 による味覚・嗅覚障害も知られるようになった．味覚・嗅覚障害では耳鼻咽喉科領域以外の疾患も念頭に，既往歴の聴取や検査・診断を行う必要がある．

Key words　全身疾患（systemic disease），味覚異常（dysgeusia），亜鉛（zinc），嗅覚障害（olfactory disorder），COVID-19

はじめに

　味覚障害は，舌炎や口腔カンジダ症など口腔・咽頭の局所的な傷害により生じることがある．鼻副鼻腔の局所的な傷害である慢性副鼻腔炎・アレルギー性鼻炎や鼻茸は気導性嗅覚障害をきたし，ウイルス感染による感冒後嗅覚障害は嗅神経性嗅覚障害をきたす．一般的に味覚・嗅覚障害の症例に対して，口腔・咽頭や鼻腔の局所所見に重点を置いて診察をすることが多い．

　しかし，味覚・嗅覚障害は全身疾患の一症状として現れたり，他疾患の治療過程で生じることもある（図1，表1）．社会の高齢化が進み，複数の疾患を合併し多数の治療薬を使用している人も多い．したがって，治療中の疾患・既往歴・健康診断で異常を指摘された項目（異常を放置している場合もある）などについても詳しく聴取し，必要

な検査を適宜追加することで的確な診断・治療に結び付けることが重要である．

全身疾患と味覚・嗅覚障害

　味覚障害では，必須微量元素である亜鉛の不足が何らかの形で関連することが多い．亜鉛が減少すると，味細胞の分化・新生に必要な亜鉛酵素が不足してターンオーバーに要する時間が延長したり[1]，味細胞の微細構造に変化が生じ[2]，古い味細胞が残存して味覚機能が低下すると考えられる．亜鉛は食事量の減少に伴う摂取量の低下，尿中への排泄量の増加，腸管からの吸収量の減少により血清濃度が低下する．このような亜鉛の低下をきたす原因として，次のような疾患がある．

1．腎疾患

　慢性腎不全では味覚障害をきたしやすく，血液透析中の患者がしばしば味覚外来へ紹介されてく

＊1　Shibata Minori，〒 807-8555 福岡県北九州市八幡西区医生ヶ丘 1-1　産業医科大学病院産業医臨床研修等指導教員，准教授／同大学耳鼻咽喉科・頭頸部外科学講座
＊2　Suzuki Hideaki，同大学耳鼻咽喉科・頭頸部外科学講座，教授

表 1. 味覚障害・嗅覚障害をきたす主な全身疾患と機序

腎不全	尿細管機能低下→低タンパク血症→亜鉛欠乏↘ 尿毒症性神経症————————————————→味覚障害
糖尿病	糖尿病性腎症↘　　　　　　低タンパク血症→亜鉛欠乏→味覚障害 食事制限↗ ニューロパチー———————————↗
消化管疾患	腸管の機能障害→亜鉛吸収障害→味覚障害
甲状腺疾患	唾液の分泌量低下・粘度亢進→味覚障害 神経障害————————————↗
シェーグレン症候群	唾液の分泌量低下→味覚障害
中枢性	前頭部（眼窩前頭皮質）の脳挫傷や味覚・嗅覚伝導路の障害→味覚・嗅覚障害
神経変性疾患 （DLB・AD・PD）	嗅覚伝導路への異常蛋白の沈着→嗅覚障害
心因性	うつなどによる認知のゆがみ→味覚・嗅覚障害

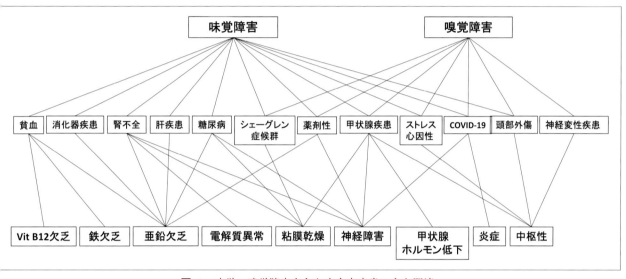

図 1. 味覚・嗅覚障害をきたす全身疾患の主な関連

る．慢性腎不全による透析患者の 2/3 は味覚機能の低下を主体とする味覚障害を経験したことがあり，半数近くが口腔乾燥感を自覚していたとの報告がある[3]．血清亜鉛濃度は推算糸球体濾過量（eGFR）と正の相関がみられ，腎不全では尿細管機能の低下により尿中への亜鉛排泄量が増加し低亜鉛血症をきたしている可能性が示唆された[4][5]．また，腎不全では腎臓で産生されるエリスロポイエチンが減少し腎性貧血をきたす．血清亜鉛値はヘモグロビン値とも正の相関を示す[4]．血液透析患者の 51％は血清亜鉛値 60 μg/dl 未満の亜鉛欠乏症で，44.4％が 60～80 μg/dl 未満の潜在性亜鉛欠乏であったとの報告がある[6]．血中亜鉛の 60～80％は血清タンパクと結合した状態で輸送され

る．したがって，腎機能が低下して蛋白尿を生じたり，腎不全に対する食事制限により蛋白摂取量が減少すると，血清亜鉛値が減少し亜鉛の組織への輸送が障害される[7]．また，尿毒症性神経症[8]や除水に伴う唾液分泌量の低下なども腎不全の味覚障害の原因と考えられており，これらが複合的に関与していると思われる[9]．

2．糖尿病

糖尿病における味覚障害の原因として，ニューロパチーや糖尿病性腎症が考えられる．糖尿病患者と健常者に電気味覚検査を初回と 5 年後の 2 回行ったところ，糖尿病患者では 5 年後に有意な閾値上昇を認め，味覚異常の頻度も 11％から 46％に増加した．多変量解析から，味覚閾値の上昇には

末梢性ニューロパチーと微量アルブミン尿が強く関与していることが判明した[10]. 糖尿病は血液透析を導入する最多の原因である. 本邦では2型糖尿病の31.6%が微量アルブミン尿を, 10.5%が臨床的腎症をきたす[11]. 糖尿病の重症度が上がると亜鉛の尿中排出量が増え[12], 血清亜鉛値が低下することで味覚障害を生じる. また, 口腔内を清浄に保つための唾液の分泌量が低下するため歯垢の蓄積・歯周病・口腔カンジダ症が発生しやすくなり, 口腔環境が悪化して味覚障害を生じる[13].

3. 肝疾患

慢性C型肝炎297例の検討では, その大半が血清亜鉛値の不足をきたしており(平均値55.5 μg/dl), 約1/3が軽度〜中等度, 2/3が高度の肝線維化をきたしていた[14]. 肝線維化の進行に伴いアルブミンの合成能が低下するため亜鉛の尿中排泄が増加したり, 食事摂取量の減少により亜鉛の腸管からの吸収量が減少するなど, 複数の要因により血清亜鉛値が低下したものと考えられる. また, 肝臓外来を受診したB型・C型肝炎, NASH, 自己免疫性肝疾患などの患者63人のうち亜鉛欠乏をきたしていたのは22人で, 肝硬変や食道静脈瘤の合併例が多かった. このうち味覚障害を有していたのは6人であった[15]. なお, 内科に通院する慢性肝疾患の低亜鉛血症例では, 味覚障害を医師から指摘されるまで意識していなかったり, 長年自覚していたが苦痛に感じなかったと回答した例が複数あった. 無自覚であったり軽視されている味覚障害例がかなりあるものと思われ, QOLを高める観点から肝疾患患者への味覚障害に対する積極的な問診と介入を行うことが望ましいと考える.

4. 消化管疾患

亜鉛は主に十二指腸と空腸で吸収され, 摂取量の約20〜40%が吸収される. 血中では主にアルブミンと結合し, 肝臓を経由して全身へ運ばれる[16]. 消化管疾患により亜鉛の吸収量が低下し味覚障害をきたした症例に亜鉛補充療法を行うと72.7%で味覚障害が改善したが, 腸疾患がコントロール不良であると治療効果が少ない. また, 消化管の術後に生じた味覚障害に亜鉛補充療法を行うと, 93.8%の有効率であったとの報告がある[17].

味覚障害で耳鼻咽喉科を受診し, 稀な消化器疾患が見つかることもある. 指定難病のCronkhite-Canada症候群では, 味覚障害の他に腹痛・下痢・食欲低下を認め, 脱毛, 爪甲萎縮, 皮膚色素沈着の三徴を示す. 本邦の患者数は約500人で, 消化管(主に胃・大腸)にポリープが多発し消化吸収不良や低アルブミン血症をきたす. ステロイドの投与により味覚障害やその他の症状も改善したとの報告がある[18][19].

味覚障害を引き起こす主な原因が, 血清亜鉛値の低下以外である全身疾患には次のようなものがある.

5. 貧血

過多月経による鉄欠乏性貧血により味覚障害や舌乳頭の萎縮をきたした症例に鉄剤およびホルモン剤の内服を行ったところ, 血液検査データ(Hb 6.4 g/dl→14 g/dl), 味覚障害が改善し舌所見も軽快したとの報告がある[20].

胃切除後や萎縮性胃炎では, 胃から分泌される内因子が不足するためビタミンB_{12}の回腸末端での吸収が低下する. また, 鉄分を吸収しやすくする働きのある胃酸が減少するため鉄欠乏をきたす. 胃全摘術後にビタミンB_{12}の吸収障害が出現し, 術後約5年で肝臓に貯蔵されていたビタミンB_{12}も枯渇すると, DNA合成が阻害され巨赤芽球性貧血や粘膜・神経の障害を生じて味覚障害が起こると考えられる. 味覚鈍麻・白髪の増加・足底部の知覚鈍麻が出現した症例報告では, 亜鉛欠乏も合併していた. 亜鉛は赤血球の構成成分であり, 造血促進ホルモンの産生や赤血球の分化などにも影響を及ぼす. ビタミンB_{12}と亜鉛の内服により3ヶ月後に味覚は半分回復し, 5ヶ月後には味覚はほぼ正常化し, 8ヶ月後にはすべての症状が消失した[21]. またビタミンB_{12}は, 経口血糖降下剤のメトホルミンによっても薬剤性に吸収が阻害される[22].

6. 自己免疫疾患

唾液の分泌量が低下する原発性シェーグレン症

候群(SjS)の患者58人と，年齢・性別をマッチさせた健常者の対照群の味覚・嗅覚を比較した報告がある[23]．自覚的な味覚および嗅覚のVAS scaleは，SjS群で有意にスコアが低下していた．Taste stripsを用いた味覚検査では，SjS群は対照群と比べ味覚障害を多く認め，特に甘味と苦味で感度低下をきたしていた．Sniffin Sticksを用いた嗅覚検査では，SjS群は対照群と比べ嗅覚脱失(3.8%)，嗅覚低下(36.5%)を多く認めた．

また，SjS以外の自己免疫性疾患(全身性エリテマトーデス，多発筋炎，再発性自然流産，遺伝性血管性浮腫など)でも嗅覚障害をきたすことが知られている．嗅覚受容体遺伝子群が自己免疫性疾患に感受性のある主要組織適合遺伝子複合体に近接した位置にあり，機能的な連関があると推測される[24]．

7．甲状腺機能低下症

原因がはっきりとわからない味覚障害の中には，甲状腺機能が低下している場合がある．軽度の嗄声とコレステロールの上昇を伴った橋本病で，味覚が脱失し食欲が減退した症例が報告されている．Free T4 0.14 ng/dl(基準値0.9〜2.0)，TSH 353.4(基準値0.3〜3.5)と甲状腺機能低下症をきたしていた．T4製剤の内服により味覚は1週後に30%，4週後に95%改善し，8週後に自覚的にほぼ正常化した[25]．甲状腺機能が低下した動物実験では，唾液の分泌量低下や粘度亢進[26]，味の嗜好性や味覚閾値の変化[27]の報告がある．また，チアマゾルの腹腔内投与により甲状腺機能を低下させたマウスでは，行動学的に嗅覚障害を認め，嗅細胞数が有意に減少していた[28]．原発性甲状腺機能低下症の患者は，健常者と比べ嗅覚・味覚機能が低下していた．甲状腺ホルモン補充3ヶ月後には，治療前と比べ嗅覚・味覚の有意な改善を認めた[29]．

8．神経変性疾患

神経変性疾患であるパーキンソン病(PD)，アルツハイマー病(AD)，レビー小体型認知症(DLB)などでは，認知症状が出現するより前に嗅覚障害が出現する[30]．血管性パーキンソニズムや発症初期にパーキンソン病に似た動作緩慢や歩行障害が出現する進行性核上性麻痺などでは，嗅覚障害を認めない．嗅覚経路にDLBではαシヌクレインの沈着を，ADではタウタンパクの沈着と神経原線維の変化をきたして嗅覚障害が出現し，その後沈着範囲が脳内に広がり認知症状が出現する．

9．中枢性疾患・心因性

中枢性疾患による味覚障害の報告には，左被殻出血と島皮質におよぶ浮腫により舌両側の味覚障害をきたした症例[31]や右視床梗塞で両側の味覚障害を呈した症例などが報告されている[32]．脳卒中患者の約3割に味覚障害が存在するとの報告もあり，患者自身が味覚障害を訴えなければ見過ごされている症例も多いと思われる．

嗅球から前頭葉に至る嗅覚路が脳挫傷，脳腫瘍，脳出血，脳梗塞などで障害されると中枢性嗅覚障害をきたす．交通事故などで後頭部を打撲し前頭葉腹側部にあり嗅覚や味覚などの感覚情報が集まり統合される眼窩前頭皮質が損傷すると，嗅覚・味覚障害をきたす．

味覚障害や嗅覚障害の原因は必ずしも単独ではない場合がある．特に，味覚障害では複数の要因が絡み合って発症することがあり，心因性の要素を合わせ持っている患者が多い．精神的ストレスを緩和するために，睡眠や食事に関する生活指導を行うとともに抗不安薬(メイラックス®)を処方すると効果がみられる症例がある．抗不安薬を1〜2ヶ月程度内服しても改善傾向がみられない場合は，心療内科などの専門科への紹介も検討する．

10．COVID-19感染

現在流行中の新型コロナウイルス(SARS-CoV-2)による感染症のCOVID-19では，約2/3に嗅覚障害(嗅覚脱失，嗅覚低下)や味覚障害が出現したとの報告がある．そのうち約半数は軽度障害で，残りの半数は重度の嗅覚または味覚障害であった．COVID-19の症状として嗅覚・味覚障害のみ出現したものは約3%，初発症状として出現

表 2. 味覚・嗅覚障害をきたす全身疾患の鑑別を補助する問診項目

【既往歴】	【手術歴】
腎臓病（透析）	消化管，鼻・副鼻腔，脳
糖尿病	
肝臓病	【生活状況】
消化器疾患	食事・飲水
甲状腺疾患	飲酒
膠原病（シェーグレン症候群，リウマチ）	喫煙
脳梗塞・脳出血・脳腫瘍・頭部外傷	睡眠（睡眠時間，中途覚醒，睡眠深度）
貧血（胃切除後，過多月経）	排尿・排便
精神疾患（うつ病など）	環境の変化（職場・家庭・学校）
神経変性疾患	心身のストレス
悪性腫瘍（抗癌剤，放射線治療）	家族との同居，独居
歯科治療（抜歯・義歯作成）	物忘れの有無

したものは 12％であった[33]．

　これまでのウイルス感染による感冒後嗅覚障害では，回復までに自然治癒では数年を要し，嗅覚障害診療ガイドラインで推奨されている当帰芍薬散などによる内服治療を行っても半年～1 年程度を要していた．しかし，SARS-CoV-2 による嗅覚障害の回復までの期間は短く，嗅覚低下例と嗅覚脱失例のそれぞれの割合は，発症から 4 日以内に回復した者は 33％・20％，5～8 日以内の回復者は 40％・48％，9～14 日以内の回復は 24％・29％であり，2 週以内に 9 割以上の患者が回復していた[34]．SARS-CoV-2 の感染に必要な ACE2（アンギオテンシン変換酵素 2）と TMPRSS2 の発現が，ヒトの嗅上皮のうち嗅神経細胞自体ではなく嗅上皮にある支持細胞と基底細胞に存在することから，従来の感冒後嗅覚障害とは障害部位が異なる可能性がある[35]．また，ハムスターに SARS-CoV-2 を感染させた研究では，嗅神経細胞の線毛が障害されていた[36]．

その他の全身疾患と味覚・嗅覚障害

　上記の疾患の他にも，悪性腫瘍の治療のための抗腫瘍薬による薬剤性の嗅覚・味覚障害や，頭頸部腫瘍に対する放射線治療で味覚障害を生じる．当科では抜歯や義歯作成などの歯科治療後に味覚障害や口腔内の違和感を覚える症例が紹介されることがある．70 歳女性の症例では，歯科治療後に口腔内に金属味が生じるようになり食欲も低下した．初診時の血清亜鉛値は 53 μg/dl と高度の亜鉛

欠乏状態であった．亜鉛補充療法を開始し，2 ヶ月後に 77 μg/dl に改善傾向を示したが味覚異常に変化はみられなかった．初診から 4 ヶ月後，自覚症状はすっかり良くなったと笑顔で来院された．他科より漢方薬（抑肝散加陳皮半夏，五苓散）を 30 日分処方されたとのことで，以前からあった不眠が解消され抑うつ状態も改善したことにより心因性味覚障害が消失したものと思われる．なお，この時点で血清亜鉛値は 54 μg/dl と再度低下していた．このように血液検査上で著明な亜鉛欠乏を認めても，味覚障害の主因は心因性であったという症例を多く経験する．味覚障害では，原因となりそうな要素が複数存在している場合が多く，本症例のように必ずしも血清亜鉛値が基準値を満たしていなくても自覚的に味覚障害が改善することもある．つまり，血清亜鉛値は味覚障害の原因を探るうえで 1 つの目安になるが，初診で推測したいくつかの要因のうち亜鉛欠乏が主因ではなかったという症例は意外と多いことを念頭に診療を行うべきである．

　また，明らかな基礎疾患がないが食事量が減少したことで血清亜鉛値が低下している場合には，精神的ストレス（失職・転職，親の介護，家族の病気など）が引き金となり睡眠障害も伴っていることが多い．近年は高齢者の「個食」が問題視されている．家族と同居していても子ども家族とは食事を別々にとる場合も多く，高齢男性が総菜を購入して 1 人で食事をし必要な栄養素が摂取できていないパターンは想像に難くない．しかし，女性

でも家族のためになら食事を作る意欲が沸くが自分1人のためにわざわざ食事を作る気にはなれず，食パンやお茶漬けで軽く食事を済ませている場合も意外と多い．一時的に亜鉛を補充しても，食事量が減った原因に対する解決策を提示して生活を改善してもらわなければ再び亜鉛低下をきたすであろう．

日常診療では1人の患者に費やせる時間は限られている．しかし，生活背景にも思いを巡らせた全人的な医療を提供するには，ある程度時間をかけないと患者が心の底に抱えている不安や悩みを自ら語り始めるほどの信頼を得ることは難しい．症例を蓄積して経験を積めば積むほど，味覚障害の診断・治療の難しさや奥深さを実感させられる．

おわりに

味覚・嗅覚障害は複数の要因が複雑に絡み合って生じている場合がある．したがって，耳鼻咽喉科領域の口腔・咽頭や鼻副鼻腔の精査を行うのは勿論のこと，他領域にも原因が隠れている可能性を念頭において，十分な問診・検査を行い的確な診断を行うことが重要である（表2）．

文　献

1) 大木光義：亜鉛欠乏による味覚障害ラットの味蕾細胞の turnover について．日大医学雑誌，**49**：189-199，1990.

2) Kobayashi T, Tomita H：Electron microscopic observation of vallate taste buds of zinc-deficient rats with taste disturbance. Auris Nasus Larynx, **13** Suppl 1：25-31, 1986.

3) 斉藤　裕：慢性腎不全透析療法患者の味覚障害に関する臨床的検討．口科誌，**37**：160-178，1988.

4) 福島達夫：亜鉛機能と腎疾患．日本臨牀，**74**：1138-1143，2016.

5) Damianaki K, Lourenco JM, Braconnier P, et al：Renal handling of zinc in chronic kidney disease patients and the role of circuating zinc levels in renal function decline. Nephrol Dial Transplant, **35**：1163-1170, 2020.

6) 永野伸郎，伊藤恭子，大石裕子ほか：透析患者の血清亜鉛濃度分布の実態—低亜鉛血症と関連する因子．透析会誌，**51**：369-377，2018.

7) 山本幸江：全身疾患と味覚障害．日本医師会雑誌，**147**：S170-S171，2018.

8) Ciechanover M, Peresecenschi G, Aviram A, et al：Malrecognition of taste in uremia. Nephron, **26**：20-22, 1980.

9) 田中　彰：味覚障害(1)その実態．臨牀透析，**36**：29-36，2020.

10) Le Floch JP, Le Lièvre G, Labroue M, et al：Early detection of diabetic patients at risk of developing degenerative complications using electric gustometry：a five-year follow-up study. Eur J Med, **1**：208-214, 1992.

11) Yokoyama H, Kawai K, Kobayashi M, et al：Microalbminuria is common in Japanese type 2 diabetic patients：a nationwide survey from the Japan Diabetes Clinical Data Management Study Group. Diabetes Care, **30**：989-992, 2007.

12) 池田　稔(編)：味覚障害診療の手引き：1-53．金原出版，2006.

13) 西田幸平，小林正佳：全身疾患に伴う味覚障害．臨床栄養，**127**：34-37，2015.

14) Omran DA, Darweesh SK, Fouad H, et al：Serum Zinc Deficiency and its Relation to Liver Fibrosis in Chronic HCV：a Real-Life Egyptian Study. Biol Trace Elem Res, **179**：1-7, 2017.

15) 本田洋士，柾木慶一：慢性肝疾患患者における血清亜鉛値の検討．肝臓，**60**：99-101，2019.

16) 児玉弘子，板倉弘重，大森啓充ほか：ミネラル栄養部会 亜鉛欠乏症の診療指針．日臨床会誌，**38**：104-148，2016.

17) 任　智美，阪上雅史：味覚障害と亜鉛．亜鉛栄養治療，**2**：46-53，2012.

18) Ota S, Kasahara A, Tada S, et al：Cronkhite-Canada syndrome showing elevated levels of antinuclear and anticentromere antibody. Clin J Gastroenterol, **8**：29-34, 2015.

19) 任　智美，梅本匡則，福永明子ほか：味覚異常を呈した Cronkhite-Canada 症候群の4症例．口咽科，**30**：135-141，2017.

20) 新井　円，加藤卓朗：味覚障害をきたした鉄欠乏性貧血の1例．皮膚科の臨床，**53**：869-872，2011.

21) 大口純人，井上文央，丹羽秀夫ほか：口腔内異常を伴う胃全摘術後の巨赤芽球性貧血．日大口腔科学，**44**：165-169，2018.

22) 竹廣裕子, 松岡　孝, 上野麻美ほか：ビタミンB12 欠乏による味覚障害を併発した高齢 2 型糖尿病の 1 例. 倉敷中病年報, **80**：31-34, 2017.

23) Šijan GM, Milić V, Pejnović N, et al：Chemosensory dysfunction, Oral disorders and Oral health-related quality of life in patients with primary Sjögren's syndrome：comparative cross-sectional study. BMC Oral Health, **20**：187, 2020.

24) Perricone C, Shoenfeld N, Agmon-Levin N, et al：Smell and autoimmunity：a comprehensive review. Clin Rev Allergy Immunol, **45**：87-96, 2013.

25) 内山富士雄, 福山次郎, 亀井徹正：甲状腺機能低下症による味覚障害. 臨神経, **32**：547-549, 1992.

26) Shefer WG, Clark PG, Bixler D, et al：Salivary gland function in rats. Ⅱ. Effect of thyroid function on salivary flow and viscosity. Proc Soc Exp Med, **98**：245-247, 1958.

27) Rivin RS, Osnos M, Rosenthal S, et al：Abnormalities in taste preference in hypothyroid rats. Am J Physiol, **232**：E80-E84 1977.

28) 木村恭之, 土定建夫, 坂下英雄ほか：甲状腺機能低下と嗅覚障害の実験的研究. 耳鼻臨床, **85**：1967-1973, 1992.

29) Deniz F, Ay SA, Salihoglu M, et al：Thyroid Hormone Replacement Therapy Improves Olfaction and Taste Sensitivity in Primary Hypothyroid Patients：A prospective randomised clinical trial. Exp Clin Endocrinol Diabetes, **124**：562-567, 2016.

30) Doty RL, Hawkes CH：Chemosensory dysfunction in neurodegenerative diseases. Handb Clin Neurol, **164**：325-360, 2019.

Summary　神経変性疾患の中には無自覚のうちに嗅覚障害が進行するものがあり, Parkinson 病を診断するうえで鍵となる症状の 1 つである.

31) 伊藤　恒, 伊東秀文, 田中伸子ほか：左被殻出血により両側性味覚障害をきたした 1 例. 臨神経, **46**：288-290, 2006.

32) 小河秀郎, 山川　勇, 中島敦史ほか：両側性味覚障害を呈した右視床梗塞の 1 例. 臨神経, **53**：24-28, 2013.

33) Spinato G, Fabbris C, Polesel J, et al：Alterations in Smell or Taste in Mildly Symptomatic Outpatients With SARS-CoV-2 Infection. JAMA, **323**(20)：2089-2090, 2020.

34) Lechien JR, Chiesa-Estomba CM, De Siati DR, et al：Olfactory and gustatory dysfunctions as a clinical presentation of mild-to-moderate forms of the coronavirus disease(COVID-19)：a multicenter European study. Eur Arch Otorhinolaryngol, **277**：2251-2261, 2020.

35) Brann DH, Tsukahara T, Weinreb C, et al：Non-neuronal expression of SARS-CoV-2 entry genes in the olfactory system suggests mechanisms underlying COVID-19-associated anosmia. Science Advances, **6**(31)：eabc5801, 2020.

Summary　COVID-19 の嗅覚障害は嗅神経細胞そのものではなく, 嗅上皮の支持細胞や基底細胞の傷害により引き起こされる可能性がある.

36) Bryche B, Albin A St, Murri S, et al：Massive transient damage of the olfactory epithelium associated with infection of sustentacular cells by SARS-CoV-2 in golden Syrian hamsters. Brain Behav Immun, Epub ahead of print, 2020.

Monthly Book
ENTONI
エントーニ

編集主幹
小林　俊光（仙塩利府病院耳科手術センター長）
曾根三千彦（名古屋大学教授）

通常号定価（本体価格 2,500 円＋税）

"はなづまり"を診る
No. 241 （2020 年 2 月号）
編集企画／竹野　幸夫（広島大学教授）

はなづまりの病態生理に
裏付けられた診断治療を解説

- 鼻腔生理とはなづまりの病態
- はなづまりの評価法と検査法
- はなづまりと嗅覚障害
- はなづまりと睡眠障害
- はなづまりと加齢・ホルモン・心因
- はなづまりとアレルギー性鼻炎・花粉症
- はなづまりと副鼻腔炎
- はなづまりの薬物療法
- はなづまりの保存療法
　―局所処置とネブライザー療法―
- はなづまりの手術方法
　―鼻中隔矯正術について―
- はなづまりの手術療法
　―下鼻甲介手術について―

耳鼻咽喉科外来でみる小児アレルギー疾患
No. 237 （2019 年 10 月号）
編集企画／和田　弘太（東邦大学医療センター大森病院教授）

外来で実践できる専門知識をお届け

- 小児の花粉症
- 小児の通年性アレルギー性鼻炎
- 小児の副鼻腔炎
- 小児における睡眠障害とアレルギー性鼻炎
- 小児の食物アレルギー（耳鼻咽喉科での注意点）
- 花粉関連食物アレルギー症候群
- 小児喘息と鼻副鼻腔炎
- ウイルス感染と気管支喘息
- 小児のアレルギー性結膜疾患
- 環境因子中エンドトキシンとアレルギー
　（環境仮説）

詳しく知りたい！舌下免疫療法
No. 250 （2020 年 10 月号）
編集企画／藤枝　重治（福井大学教授）

基礎から臨床まで、自験例を含め紹介

- 舌下免疫療法 ―どうして舌下なのか？―
- 舌下免疫療法の臨床効果が得られる症例とは。どんな症例に行うのか
- 我が国で実施されている舌下免疫療法の効果と安全性に関するエビデンス
- スギ舌下免疫療法と注意点
- スギ花粉症の効果
- ダニ舌下免疫療法の安全な導入と注意点
- ダニの舌下免疫療法の効果
- 口腔アレルギー症候群に対する舌下免疫療法
- 気管支喘息に対する舌下免疫療法の効果
- 小児に対する舌下免疫療法の実際
- 舌下免疫療法の作用機序
- 舌下免疫療法とバイオマーカー
- COVID-19 パンデミックと舌下免疫療法

せき・たん
―鑑別診断のポイントと治療戦略―
No. 232 （2019 年 5 月号）
編集企画／平野　滋（京都府立医科大学教授）

各領域のエキスパートにより
鑑別診断・治療戦略を伝授

- 咳反射・喉頭防御反射
- 慢性咳嗽
- 副鼻腔気管支症候群
- 咽喉頭逆流症
- 喉頭アレルギー
- 小児のせき・たん
- 高齢者のせき・たん
- 免疫疾患・免疫低下と関連するせき・たん
- 薬剤性間質性肺炎
- 肺炎とせき・たん
- 誤嚥とせき・たん

 全日本病院出版会
www.zenniti.com
〒113-0033 東京都文京区本郷 3-16-4　Tel：03-5689-5989
Fax：03-5689-8030

FAX による注文・住所変更届け

改定：2015 年 1 月

　毎度ご購読いただきましてありがとうございます.

　読者の皆様方に小社の本をより確実にお届けさせていただくために，FAX でのご注文・住所変更届けを受けつけております. この機会に是非ご利用ください.

◇ご利用方法

　FAX 専用注文書・住所変更届けは，そのまま切り離して FAX 用紙としてご利用ください. また，注文の場合手続き終了後，ご購入商品と郵便振替用紙を同封してお送りいたします. **代金が 5,000 円をこえる場合，代金引換便とさせて頂きます.** その他，申し込み・変更届けの方法は電話，郵便はがきも同様です.

◇代金引換について

　本の代金が 5,000 円をこえる場合，代金引換とさせて頂きます. 配達員が商品をお届けした際に，現金またはクレジットカード・デビットカードにて代金を配達員にお支払い下さい(本の代金＋消費税＋送料). (※年間定期購読と同時に 5,000 円をこえるご注文を頂いた場合は代金引換とはなりません. 郵便振替用紙を同封して発送いたします. 代金後払いという形になります. 送料は定期購読を含むご注文の場合は頂きません)

◇年間定期購読のお申し込みについて

　年間定期購読は，1 年分を前金で頂いておりますため，代金引換とはなりません. 郵便振替用紙を本と同封または別送いたします. 送料無料，また何月号からでもお申込み頂けます.

　毎年末，次年度定期購読のご案内をお送りいたしますので，定期購読更新のお手間が非常に少なく済みます.

◇住所変更届けについて

　年間購読をお申し込みされております方は，その期間中お届け先が変更します際，必ずご連絡下さいますようよろしくお願い致します.

◇取消，変更について

　取消，変更につきましては，お早めに FAX，お電話でお知らせ下さい.

　返品は，原則として受けつけておりませんが，返品の場合の郵送料はお客様負担とさせていただきます. その際は必ず小社へご連絡ください.

◇ご送本について

　ご送本につきましては，ご注文がありましてから約 1 週間前後とみていただきたいと思います. お急ぎの方は，ご注文の際にその旨をご記入ください. 至急送らせていただきます. 2～3 日でお手元に届くように手配いたします.

◇個人情報の利用目的

　お客様から収集させていただいた個人情報，ご注文情報は本サービスを提供する目的(本の発送，ご注文内容の確認，問い合わせに対しての回答等)以外には利用することはございません.

　その他，ご不明な点は小社までご連絡ください.

株式会社 **全日本病院出版会**　〒113-0033 東京都文京区本郷 3-16-4-7 F
電話 03(5689)5989　FAX03(5689)8030　郵便振替口座 00160-9-58753

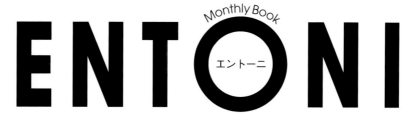

FAX 専用注文書

「Monthly Book ENTONI」誌のご注文の際は，この FAX 専用注文書もご利用頂けます．また電話でのお申し込みも受け付けております．
毎月確実に入手したい方には年間購読申し込みをお勧めいたします．また各号１冊からの注文もできますので，お気軽にお問い合わせください．

バックナンバー合計
5,000 円以上のご注文
は代金引換発送

―お問い合わせ先―
㈱全日本病院出版会 営業部
電話 03(5689)5989　　FAX 03(5689)8030

| □年間定期購読申し込み　No.　　　から |

□バックナンバー申し込み

No.	－	冊	No.	－	冊	No.	－	冊	No.	－	冊
No.	－	冊	No.	－	冊	No.	－	冊	No.	－	冊
No.	－	冊	No.	－	冊	No.	－	冊	No.	－	冊
No.	－	冊	No.	－	冊	No.	－	冊	No.	－	冊

□他誌ご注文

| | 冊 | | | 冊 |

お名前	フリガナ　　　　　　　　　　　　　　　　　㊞	診療科

ご送付先	〒　　－　　　　　　　　　　　　　　　　　　　　　　□自宅　　□お勤め先

電話番号	□自宅 □お勤め先

FAX 03-5689-8030 全日本病院出版会行

年　　月　　日

住 所 変 更 届 け

お 名 前	フリガナ	
お客様番号		毎回お送りしています封筒のお名前の右上に印字されております8ケタの番号をご記入下さい。
新お届け先	〒　　　　都　道 　　　　　　府　県	
新電話番号	（　　　　　）	
変更日付	年　　月　　日より	月号より
旧お届け先	〒	

※ 年間購読を注文されております雑誌・書籍名に✓を付けて下さい。

☐ Monthly Book Orthopaedics （月刊誌）

☐ Monthly Book Derma. （月刊誌）

☐ 整形外科最小侵襲手術ジャーナル （季刊誌）

☐ Monthly Book Medical Rehabilitation （月刊誌）

☐ Monthly Book ENTONI （月刊誌）

☐ PEPARS （月刊誌）

☐ Monthly Book OCULISTA （月刊誌）

通常号⇒2,500 円＋税
※No.204 以前発行のバックナンバー,
　各目次等の詳しい内容は HP
　（www.zenniti.com）をご覧下さい.

編集顧問：	本庄　　巌	京都大学名誉教授
編集主幹：	小林　俊光	仙塩利府病院 耳科手術センター長
	曾根 三千彦	名古屋大学教授

No. 251　編集企画：
三輪　高喜　金沢医科大学教授

Monthly Book ENTONI　No.251

2020 年 11 月 15 日発行（毎月 1 回 15 日発行）
定価は表紙に表示してあります.
Printed in Japan

発行者　　末 定 広 光
発行所　　株式会社　全日本病院出版会
〒 113-0033 東京都文京区本郷 3 丁目 16 番 4 号 7 階
電話 (03) 5689-5989　Fax (03) 5689-8030
郵便振替口座 00160-9-58753

© ZEN・NIHONBYOIN・SHUPPANKAI, 2020

印刷・製本　三報社印刷株式会社　　電話 (03) 3637-0005
広告取扱店　㈱日本医学広告社　　電話 (03) 5226-2791